퓨리톤

현대의학이 주목한 광물의학과 바이러스 정복 물질

퓨리톤

김광호 지음

모아북스
MOABOOKS

광물의학의 새 시대를 열며

사람의 몸은 무엇으로 구성되어 있을까? 몸에 생기는 모든 질병의 원인을 발견하는 키key가 될 것이다. 현재 전 세계 인구는 71억 명 정도다. 인류의 종교 분포도를 보면 기독교 33%, 이슬람교 23%, 유대교 0.21% 이다. 이 종교를 믿는 사람들은 사람이 100% 흙으로 만들어 졌다는 것을 믿는다. 창세기 2:7 "여호와 하나님이 흙으로 사람을 만들어…" 기독교, 유대교, 코란 32:7 " …흙에서 인간을 창조하신…" 이슬람교 이라는 구절이 있는 것으로 보아 인류 가운데 적어도 60% 가까이는 하나님이 흙으로 사람을 창조했음을 믿는 것이다. 그 외 무신론 및 다른 종파를 20%로 가정해 본다.

이들 종파 중에서도 그리스 신화에 의하면 티탄신이었던 프로메테우스가 흙으로 인형을 빚은 다음 숨결을 불어넣어서 인간을 만들었다고

전해지며, 중국의 천지창조 신화에서 "여와가 사람을 만들다" 는 중국 사람들에게는 이미 잘 알려져 있다. 〈태평여람〉에서는 보다 체계적인 창조 사실을 언급하고 있다. 즉 여와가 황토를 처음으로 인간을 만들었을 때 이 황토 인간은 자신의 모습이 완성되자마자 소리를 지르며 여와의 주위를 뛰어다녔다고 기록한다.

사람이 흙으로 창조되었다는 사실을 믿는 사람은 설화나 타 종교의 근거를 합하면 70% 이상은 된다는 것을 부인할 수 없다.

사람의 창조설은 과학의 근거로는 결정할 수 있는 것이 아니다. 공기 중 산소를 보라. 산소가 없으면 사람은 살수 없다. 단순하게 누구도 알고 있는 공기의 현상과 역할도 그 어떤 과학적 근거로도 시작의 원인을 사람의 능력으로는 말할 수 없다. 그러나 분명한 것은 산소가 없다면 사람은 살 수 없는 것처럼 사람의 몸도 흙과 연관되어 있다는 사실을 부인하지 못하는 결정적인 근거가 있다. 그것은 지구 구성과 사람 몸의 구성성분에서 찾아 볼 수 있다.

지구의 구성은 물이 70%이면 흙이 30%이며, 사람 몸도 70%가 물이며 30%는 살과 뼈로 구성되어 있다. 지각에 분포되어 있는 암석들의 구성원소 역시 99%가 인체의 주기율표 원소들과 일치한다. 지구 암석 구성 원소 중 함유량이 많은 여덟 가지를 지각의 8대 구성 원소규소, 산소, 알루미늄 철, 칼슘, 나트륨, 칼륨, 마그네슘 기타라 하는데 인체도 거의 흡사한 원소로 이루어져 있다.

"몸은 흙이다"라고 정의한다면 흙이 병들면 몸도 함께 병드는 것은 분명하다. 즉, 토양이 병들면 병든 토양에서 자라는 식물류와 식용으로 쓰이는 모든 육류도 병이 들며, 연쇄 반응으로 사람도 병이 든다는 것이다. 자연이 병들면 자연에서 창조된 사람도 병이 든다는 것은 의학적 근거와 대체의학, 자연의학, 통합의학에 이르기까지 잘 밝혀져 있다.

나는 수십 년 동안 대체의학과 한의학에 관심을 가지면서 미국에 대학을 설립했다. 그리고 22년이 넘도록 광물의학미네랄 연구를 했다. 내가 설립한 스탠톤대학교웹사이트:stanton.edu / 1996년 설립는 한의학과 안에 한의 석사, 박사 과정이 있다. 한인이 세운 미국 내 대학으로는 유일하게 미연방 정부 산하 서부지역 최고 대학인정기관WASC에 등록되어 있다. 이는 미 주립대학과 같은 등급으로서 UC버클리, 스탠포드대학교 등에 학점 교류로 진학할 수 있는 레벨이다. 능력 없는 나를 통해 이 같은 학교와 학교 내 연구할 수 있는 기회를 허락하신 것은 하나님의 새로운 계획임을 확신한다.

이 대학에서 22년 넘게 현재까지 총장으로 재임하면서 한국 내 편강한의원서효석 원장을 미국으로 진출시키는 등 여러 단체와 대체의학한의학, 광물의학등을 연구해 왔다. 이 같은 환경 체계 속에서 인류의 난치병 치료 등에 도움을 주기 위한 천연물질인 광물의학 연구에 긴 세월을 보냈다. 바로 그 집합체가 퓨리톤이다.

퓨리톤이란 어떤 물질인가?

우리가 사용하는 모든 약재의 1차 원천은 광물이다. 땅에서 뿌리를 내리고 사는 식물이 함유한 약성의 근원은 광물에서 취한 것으로, 식물은 2차 원천일 뿐이다. 그런 식물을 뜯어먹고 사는 동물은 3차 원천이라고 할 수 있다. 그렇다면 1차 원천인 광물이야말로 최고의 약재이자 보물창고가 아닌가. 그런데 이 보물에 치명적인 문제가 하나 있다. 뛰어난 약성과 함께 독성도 지니고 있다는 문제다. 약성은 온전히 살린 채 독성을 효과적으로 제거할 수만 있다면 땅속에 묻힌 광물은 바로 꿈의 물질이 되는 것이다. 마침내 치열한 22년 연구가 결실을 보여 꿈의 물질 '퓨리톤'이 탄생했다. 광물에서 독성을 제거한 천연미네랄로 모든 인류의 바램인 NSR Natural Steroid Replacer의 현실로 통합의학의 새 장을 열게 된 것이다.

퓨리톤은 미국 FDA 식품의약국/homeopathy 테스트를 통과함으로써 안전성과 효능을 세계적으로 인정받기에 이르렀다. 안전성 테스트는 우리 몸의 피부와 눈 그리고 간의 독성에 전혀 해가 없다는 것을 입증해야 한다. 그리고 효능 테스트는 5가지 유해균에 대한 살균력을 증명해야 하고, 천연 항생물질을 입증함에 있어 유해균은 죽여도 유익균은 사멸되어서는 안 되는 과정을 거쳐야 한다.

퓨리톤은 미국 FDAhomeopathic의 인증을 받은 데서 나아가 SCI급 국제 학술지에 관련 연구 논문이 등재되었고 천연 미네랄로서 살박테리아 및 살바이러스COVID-19 효능뿐 아니라 안전성까지 과학적으로 입증되었다. 현재는 AIDS Virus Human Immunodeficiency Virus/HIV-1 사멸 효과 실험과 인도에 가장 이슈화되어 있는 검은털곰팡이증 mucormycosis 항균효과 실험을 마친 상태다.

SCIScience Citation Index는 미국 학술정보회사 톰슨사이언티픽이 선정하는 우수 과학 학술지 데이터베이스를 의미하는 '과학기술논문 인용색인'의 줄임말이다. 과학계에는 SCI에 포함된 학술지에 논문을 얼마나 많이 게재했느냐에 따라 과학자의 연구 업적을 평가하는 관행이 있다.

최초의 항생제는 1928년 푸른곰팡이에서 발견된 페니실린이다. 이는 서양의학의 일대 개가로, 인류를 숱한 질병에서 구했다. 그러나 화학 항생제는 그 남용으로 인해 질병의 내성을 키우고 우리 몸의 면역력을 떨어뜨려 다른 질병을 유발하는 심각한 부작용을 남겼다.

퓨리톤은 천연항생제로서 이런 문제까지 해결하고 있어, 서양의학의 새로운 진보와 보완하는 광물의학의 결정체라고 볼 수 있다. 인류를 위한 의학은 현대의학과 대체의학의 교류에서 통합의학으로 난치병 등을 정복할 수 있도록 사명감을 가져야 할 것이며 그 교량 역할은 퓨리톤이 기초가 될 것을 확신한다.

현대의학은 한 면으로 인류의 건강에 엄청난 공헌을 했다. 그러나 인간의 욕심이 잉태하여 그 순수성을 잊어버리고 상업성에 빠져 인류 건강에 위험을 초래하기도 했다. 나는 우리 몸의 모든 질병은 하나님이 그 치료법을 자연을 통해 주신 것을 확신한다. 이 번에 허락하신 퓨리톤 물질은 통합의학으로 인류에게 새로운 희망을 주기 위한 하나님의 계획이심을 나는 믿는다. 나는 지식보다는 하나님의 지혜를 추구하는 사람이다. 22년을 추구해온 그 지혜를 이제 여러분, 아니 인류 전체와 나누고 싶어 이 책을 낸다.

미국스탠톤대학교 총장 김광호

이 책의 구성

1장은 질병 관리 시스템을 다루고 있다. 현대인의 건강 관리와 약의 부작용 치료에 더 많이 필요해진 현실을 진단한다. 그리고 다양한 치료의 세계, 통합 의학의 적용과 안정성, 현대의학이 갖는 가치, 광물의학 연구의 시작에 관해 설명한다.

2장은 광물의학 보고서인데, 먼저 총체적 진실을 짚어본 다음에 광물 의학에 대한 평가, 진실에 더 가까운 것을 말한다. 그리고 실제 적용 사례와 치료법에 대한 평가, 인체에 미치는 영향을 보탰다.

3장은 광물의학이 밝힌 비밀에 관해 설명한다. 광물의 주요 성분, 작용에 대한 고찰, 퓨리톤의 효능 실증, FDA 안정성 테스트에 관해 구체적으로 기술한다.

4장은 과학 실험에 의한 결정적 증거를 제시하는데, 퓨리톤의 항천식 효능, 항암 효과 검증, 항 바이러스 · 살 바이러스 효과 실험, 상처 치유 분석 실험, 살에이즈 실험, 검은털곰팡이, 유익균 실험, 유해균 실험, 안전성 실험, 항균 시험 등을 통해 퓨리톤의 탁월성을 입증한다.

5장은 인체에 이로운 광물과 그 약용 성분 및 원산지 등을 핵심만 요약하여 실물 사진과 함께 보여준다.

차례

1장
질병 관리 시스템

2장

광물의학 보고서

3장

광물의학의 밝혀진 비밀

4장

과학 실험에 의한 결정적 증거

질병 관리 시스템

*

암을 비롯한 주요 질병을 예방하기 위한 식품과

영양소에 부쩍 관심이 높아지고

그에 관한 연구도 더욱 활발해지고 있다.

이는 자연요법과 영양요법에 밀접하게 연관되어 있는데,

가령 열대식물인 아보카도는 항산화제인 글루타티온을 다량 함유하고 있고

양파, 마늘, 부추, 당근, 고구마, 표고버섯, 토마토, 견과류, 생선 등에

들어 있는 미네랄 성분은 전립선암 예방이 탁월한 효과가 있다는 것은

영양요법에서 중요한 정보다.

*

01

현대인의 건강 관리

약의 부작용 치료가 더 많아진 현실

옛날부터 인류를 괴롭혀온 질병은 무수히 많다. 인류 역사는 그런 질병 치료에 도전해온 역사라고 해도 과언이 아니다. 인류는 난치병이나 불치병을 하늘이 내린 형벌, 즉 천형天刑이라 하며 두려워했다. 그런 병은 대개 원인을 모르므로 치료법도 알 수 없어서 속수무책이었고 주술에 의존했을 뿐이다.

그런데 이제 현대의학은 분자생물학, 유전학, 약리학, 식품학 같은 기저 과학의 발달에 힘입어 불치병으로 알려진 암은 물론이고 노화 마저도 곧 극복할 수 있을 것이라 큰소리친다. 인류 건강 최대의 난제이던 암도 완치를 눈앞에 두게 되었다고 한다. 암세포로 인해 자멸하거나 손상된 유전자를 건강한 유전자로 완벽하게 바꿔주는 DNA 재조합 기술이 그것을 가능하게 한다는 것이다. 거의 매주 '기적의 신약'이 나와 제약회사들의 주가에 반영된다.

날로 눈부시게 발전하는 유전자 변형 기술과 식품 가공 기술은 토마토나 키위 또는 쿠키나 떡 같은 특정 식품 하나만으로도 완벽한 식사가 되도록 만들 것이라 한다. 공상과학 영화에서처럼 미래에 음식은 필요 없게 되고 필수 영양소가 완벽하게 함유된 알약 하나로 식사를 대신하게 될 것이라는 주장도 목소리를 키우고 있다.

그러나 이런 청사진에는 결정적인 문제가 하나 있다. 이 모든 것이 그저 환상에 불과하다는 것이다. 이런 찬란한 약속들 가운데 어떤 것도 실현할 수 없기 때문이다.

인류는, 아니 글로벌 제약회사들은 위험하고 효과도 없는 치료약과 치료법을 개발하기 위해 해마다 수조 원의 돈을 쏟아붓는다. 물론 그렇게 개발한 신약들을 기적의 약으로 광고하여 판매함으로써 본전을 뽑고도 남지만 말이다. 그들은 아주 오랜 세월 동안 진화해온 우리 몸속 유전자가 제 역할을 못 하기라도 한다는 듯이 새로운 유전자를 찾는 데 혈안이 되어 있다.

사실 오늘날 독성 혼합물로 우리 몸을 치료하는데, 그 가운데 극히 일부분만 질병 치료에 쓰이고 나머지는 먼저 사용한 약물들이 일으킨 부작용을 치료하는 데 쓰인다. **우리는 흔히 '건강 관리' 시스템이라고**

하지만 엄밀히 말하면 '질병 관리' 시스템이다. 긍정적인 단어를 쓰려고 한 의도는 좋지만, 개념이 틀린 것이니 바로잡아야 한다.

나날이 늘어가는 약물 처방 부작용

우리나라 사람들도 건강을 위해서라면 돈을 아끼지 않는 편이지만 미국 사람들은 우리의 상상을 초월할 정도로 건강을 위해 돈을 많이 쓴다. 물론 의료보험을 전적으로 민간기업에 맡긴 데 따른 의료비 과다 부담이 큰 원인이기도 하지만 세계 어느 나라 국민보다 건강을 챙기는 데 극성인 것만은 틀림없다.

그런데도 건강 수준은 다른 선진국 사람들에 비하면 형편없이 낮다. 국가 전체로 봐도 미국은 깊이 병든 나라다. 미국에서는 비만, 당뇨, 고혈압 같은 만성질환이 계속 증가해왔으며, 앞으로도 계속 증가할 추세에 있다. 미국인의 전체 인구 대비 비만 및 과체중 인구 비중은 1960년

대만 해도 10%대였지만 이후 끊임없이 증가하여 2000년대에는 30%대를 기록했다. 당뇨제2형 발병률은 1980년에서 2010년까지 30년 동안 2.5%에서 6.9%까지 거의 3배나 증가했고, 성인 인구의 고혈압 발병은 2000년을 전후로 10여 년 동안 30%나 증가했다.

이런 가운데서도 미국인의 질병에 따른 사망률이 일정 수준으로 유지되고 있는 걸 보면 신통하다. 약물과 의료 수술이 발전한 덕분이다. 그런데 당뇨만은 예외여서 2007년부터 3년간 당뇨로 인한 사망률이 30%나 증가했다. 이런 모든 자료는, 우리가 침이 마르도록 자찬해온 눈부신 의학 발전으로도 어느 질병을 원천적으로 예방하거나 건강상태를 근본적으로 나아지게 하지 못했다는 사실을 분명하게 보여줄 뿐이다. 그런데도 우리가 의학 발전에 쏟아 붓는 돈이 기하급수적으로 불어나고 있는 것은 무엇 때문일까? 관성 때문일까? 아니면 우리가 누군가에 속고 있는 걸까?

최근 수년간만 봐도 우리나라뿐만 아니라 세계적으로 처방약에 들이는 비용 상승률이 물가상승률을 크게 웃돌고 있다. 그렇다고 질병의 발병률이나 치료율이 눈에 띄게 높아졌다는 얘기는 어디서도 듣지 못하고 있다. 그러기는 커녕 오히려 악화하고 있다는 소식마저 들린다.

다시 미국의 예를 들면, 미국인의 사망 원인 중 세 번째가 '의사 처방 약물에 따른 부작용'이다. 2000년만 봐도 그런 원인으로 사망한 미국인이 10만 6,000여 명으로, 교통사고로 사망한 사람 수보다 많다. 그것도 실수로 잘못 처방하거나 잘못 복용한 탓에 사망한 사람 수는 제외한 것이다.

그런데도 **미국 정부의 공식 집계는 사망 원인이 심장마비, 암, 만성하기도 질환, 뇌졸중, 교통사고, 알츠하이머 순으로 되어 있다. '의사 처방 약물에 따른 부작용'이 아예 빠져 있는 것이다. 이러니 어느 나라든 정부 통계를 전적으로 믿을 수가 없다.**

그렇다면 우리나라는 어떨까? 2020년 기준, 사망 원인 부동의 1위는 암이다. 치료법을 개발하기 위한 엄청난 노력에도 불구하고 오히려 증가 추세에 있다. 전체 사망자 중 4분의 1이 넘는다. 2위는 심장 질환, 3위는 폐렴, 4위는 뇌혈관 질환이고, 6위는 당뇨다. 5위가 빠졌는데, 뭘까? 바로 자살이다. 자살이 사망 원인 앞 순위에 올라 있는 나라는 그리 많지 않다. 우리나라로 보자면, 신체 건강 못지않게 정신 건강도 돌봐야 할 필요성이 제기된다.

02

현대의학이 갖는 가치

예방의학의 발전

현대의학은 기초의학이 발달한 19세기에 이르러 발전의 실마리를 보이기 시작한다. 기초의학은 인체에 대한 지식을 폭증시켜 인체 구조와 질병을 더욱 정확하게 연관시킬 수 있게 되었다. 이런 지식을 바탕으로 호흡이나 소화 등의 생리현상을 의학적으로 설명할 수 있게 되어 19세기 후반에는 실험실 의학의 시대가 열린다.

이 시기에 실험실에서 얻은 생리학, 병리학, 약리학 분야의 결과는 임상 지식, 특히 진단지식에 크게 이바지했지만, 실제 치료에 적용되기까지는 수십 년을 더 기다려야 했다.

현대의학의 가치를 분야별로 살펴보면, 우선 내분비학에서는 20세기 초엽에 캐나다의 의학자 밴팅이 인슐린을 분리해 그때까지 불치병으로

여겨지던 당뇨병의 예후를 엎어놓았는가 하면, 미국의 의학자들은 갑상선호르몬, 부신피질호르몬을 분리하여 내분비 질환의 임상 치료 길을 열었다.

무엇보다 예방의학에서는 통계로 검증이 가능한 대규모 사업들이 시행되었는데 디프테리아, 백일해, 파상풍, 소아마비 등의 질환에 예방접종이 도입되었다. 또 황열, 말라리아, 기생충 박멸 운동이 성과를 거두고 살충제가 발달하여 말라리아와 발진티푸스를 예방할 수 있게 되었다.

새로운 진단법과 치료법의 발달로 의학 발전을 이끌었다. 1895년에는 독일의 물리학자 뢴트겐이 엑스선을 발견했다. 이미 그 수년 전에 혈압계가 발명되었으며, 그 수년 후에는 심전도검사기와 뇌파기록계가 발명되었다.

생화학은 주로 영양학 분야에서 크게 발전했는데, 독일의 유기화학자 피셔는 여러 생체물질의 구조를 밝혀내 생화학의 기초를 확립했다. 또 20세기 초반부터는 비타민 연구가 활발하게 이루어져 비타민 A, B, D가 차례로 발견되었다. 이런 비타민 연구 덕분에 특히 소아과가 많은 혜택을 입었다.

진단의학의 획기적인 발전

20세기 전반에 현대의학이 이룩한 최대의 업적은 화학요법의 발전이다. 백혈구 분류법을 확립한 독일의 미생물학자 에를리히는 생체염색 연구를 통해 '특정한 약제와 특정한 세포 사이의 특별한 결합력'을 밝혔다. 독일의 의사 도마크는 1939년 페니실린을 실용화하여 항생제를 감염증 치료에 사용하기 시작했다.

면역학에서는 20세기 초에 아나필락시스 현상이 보고되고 '알레르기'라는 표현이 처음으로 사용되었다. 또 암이나 고혈압, 세균학과 내분비학 등에 관한 지식이 증가하고, 평균수명이 늘어나면서 노인의학이 발전하기 시작했다.

신경외과에서는 19세기에 이미 뇌수술이 시행되었으며, 1960년대에 신장 이식이 시행된 이후 장기 이식수술이 크게 발전했다.

이후 오늘날까지 급성이든 만성이든 질병의 예방과 진단 그리고 치료에서 현대의학이 이룬 발전은 분명 그 무엇도 비할 바 없는 가치를 지닌 엄청난 업적이다. 현대의학은 심장발작을 치료하여 수명을 크게 늘리는 등 다양한 의료 분야에서 인류에게 커다란 혜택을 베풀었다.

이런 현대의학의 가치를 알지 못하거나 효과를 의심하는 일부 사람들이 생명을 위협하는 심각한 질병에 직면해서도 보완의학이 현대의학을 완전히 대체할 수 있다고 여기고, 실제로 거기에 전적으로 의존하는 것

은 위험천만한 일이다. 그것은 자칫 병을 제때에 치료할 시기를 놓쳐 병을 키운 나머지 호미로 막을 것을 삽으로도 못 막는 상태가 될수 있다. 하지만 이러한 예방의학, 진단의학 및 화학요법이 전체적인 건강을 증진시키는 치료를 염두에 둔다고 하기엔 어려움이 있다.

03

치료의 세계

대체의학 또는 보완의학에 관하여

현대의학은 치료법 개발에 막대한 비용을 쏟아붓고 있지만 앞서 얘기한 대로 인류의 질병 예방과 건강 증진에는 별로 도움이 되지 못하고 있다. 많은 질병의 원인을 여전히 밝히지 못하고 있으며, 그리하여 그것들은 난치병이나 불치병으로 남아 있다.

그래서 등장한 것이 이른바 '대체의학'이다. 대체의학이라는 개념은 아직 그 어떤 것도 정확하다고 할 수 없지만 대체로 '주류 의학의 범위 바깥에 있는 다양한 의료체계를 포괄하는 것'으로 이해되는데, 여기에는 지압, 마시지, 명상 등, 심신중재요법과, 생약요법 및 동종요법 등 다양한 영역이 포함된다. 이는 전통적으로 계승되거나 구전된 것, 질병에 대한 치료법은 대부분 자연에서 답을 찾는 특성을 지닌다.

침술이나 생약요법 같은 치료법은 한국에서는 한의학, 중국에서는 중의학으로 오랫동안 정통의학의 지위를 지켜왔다. 한국, 중국을 비롯한 동양에 서양의학이 본격적으로 들어와 뿌리를 내린 것은 20세기 들어서이니 최근의 일이다. 그러니 미국이나 영국 같은 서양에서는 '의과대학에서 가르치지 않는 의술'이라고 해서 동양의학을 공식 의료 시스템의 일부로 인정하지 않았다. 그러다가 동양의학을 본격적으로 연구하고 받아들여 서양의학의 보완의학으로 삼은 것은 20세기 후반 들어서의 일이다.

한의학이 분리된 우리나라에서는 한의학과 서양의학을 제외한 모든 치료법을 대체의학으로 보는데, 한의학까지도 대체의학으로 봐야 한다는 주장이 있다. 대체의학은 보완의학, 보완대체의학으로도 불린다.

이거 알아요?

[동종요법] 19세기에 널리 쓰인 치료법의 하나로 '같은 것이 같은 것을 치료한다'라는 원칙에 기초하여 건강한 사람에게 투여하면 현재 치료하고 있는 질병과 같은 증상을 일으키게 될 약물이나 치료제를 환자에게 처방하는 치료법이다.

통합의학과 자연치유

예전에는 침술이나 뜸같은 치료법은 민간요법이나 주변의학으로 간주되었다. 이들 치료법이 대체의학으로 격상되어 불린 것은 1980년대 이후였다. 서양의학의 한계가 뚜렷이 드러나면서 그런 치료법들이 대안으로 떠올랐고, 실제로 성공 사례들이 유의미하게 축적되면서 대체의학으로서 위상을 갖기에 이른 것이다.

처음에는 이들 치료법을 민간요법으로 폄하하여 인정하지 않던 서양의학 의사들이 점차 관심을 갖게 되면서 그 분야 전문가들과 더불어 서양의학을 보완하는 치료법을 결합하려는 시도가 빠르게 늘어났다. 그러면서 치료법은 보완대체의학으로 자리를 잡게 되고, 서양의학을 포함하는 전체 의학의 일부로 편입되어 '통합의학'이라는 새로운 개념을 낳았다.

좋은 예로, 영국에서는 개업한 의사들의 진단은 서양의학 방식으로 하지만 치료에 들어가면 동종요법을 보완 치료법으로 서양의학에 접목하는 경우가 늘고 있다.

보완의학의 일부 치료법들은 서로 연관이 있어서 침술, 지압술, 생약요법, 자연치유 등에는 동양 전통의학의 개념이 적용되지만, 그것도 나라마다 조금씩 다르고 역사나 원리, 사용 목적이나 방법이 크게 다른 치료법들이 섞여 있다.

인도의 전통의학을 통칭하는 '아유르베다'에는 식이요법, 요가, 마사지, 생약요법 등이 포함되는데, 그 가운데 생약요법을 보면 중국의 그것과 비슷한 것들이 많지만 전혀 다른 것들도 적잖다. 이처럼 중국과 인도의 생약요법은 지난 수천 년간 진화해오면서 진단과 치료를 아우르는 거의 완전한 의학 체계를 구축하였다.

그런데 동종요법은 보완의학과는 전혀 별개의 치료법으로, 200여 년 전에 독일에서 발달하기 시작했다. 정골요법, 척추지압요법, 마사지, 알렉산더 기법 같은 것으로, 병자의 몸에 직접 접촉하거나 손기술을 통해 효과를 내도록 고안된 치료법이다.

보완의학의 요법들은 질병이나 병자의 상태에 따라서, 그리고 의사와 치료사들의 지식과 소신에 따라서 치료 현장에서 다양하게 선택된다. 일대일로 공식처럼 대응하는, 정해진 치료 시스템이 아니라는 말이다. 환자의 병증 못지않게 환자의 상태나 환자가 처한 환경을 중시하는 동양의학의 전통 때문이다.

이거 알아요?

[아유르베다] 고대 인도 힌두교의 대체의학 체계다. 오늘날에도 인도, 네팔과 스리랑카에서 매우 일반적이며 수백만 명이 사용하며, 서양에서도 인기를 얻고 있다. 아유르베다는 '삶의 지혜' 또는 '생명과학'이라는 뜻이다.

04

통합의학의 적용과 안정성

질병 예방 식품과 미네랄에 관한 관심

앞에서 편의상 대체의학, 보완의학 같은 용어를 사용했지만 실은 이런 용어 자체가 서양의학 중심의 사고에서 나온 것으로, 엄밀히 따지면 실질을 담아내지 못하는 편협한 표현이다. 그래서 '대체의학'이라는 개념에 담긴 편협성을 버리고 동서양의 만남이라는 통합성을 살린 '통합의학'으로 부르는 것이 바람직하다고 본다. 다만, 서양의학이든 동양의학이든 자기의 부족한 부분을 채운다는 의미에서 상호 동등하게 '대체'나 '보완'의 개념을 사용하는 것은 문제될 것이 없다고 할 것이다. 여기서는 어떤 경우가 되었든, 논의의 편의를 위해 서양의학의 기준에서 본 대체와 보완의 개념도 그대로 사용하기로 한다.

"질병의 예방과 치료를 위해서라면 어떤 방법이든 좋지만 해가 되는 일은 하지 말라."

'의학의 아버지'로 불리는 히포크라테스가 2400여 년 전에 남긴 당부로, 오늘날 대체의학을 새로운 개념으로 받아들이도록 한 명언이다.

미국만 해도 국립보건연구소에 설치된 상보연구실이 1998년에 대체의료센터로 독립했다. 이후 한 해 연구비로만 1억 달러 이상을 책정할 정도로 미국 의학계에서도 대체의학에 높은 관심을 보이면서 세계가 주목하게 되었다.

오늘날 현대인은 영양 섭취에 대해 충분하다 못해 과도한 정보를 접하면서 오히려 혼란스러워하는 실정이다. 과유불급이라는 옛말이 딱 들어맞는 현실이다.

세계 암 연구기관에 따르면 체중, 운동, 음식섭취와 같은 생활습관이 암 유발에 밀접하게 연관되어 있다. 특히 잘못된 식습관은 모든 암 발병 원인의 3분의 1을 차지한다. '나쁜 식습관'은 암만 유발하는 것이 아니라 심장병, 고혈압, 뇌졸중 같은 주요 질병도 촉발하며, 질병으로 인한 사망 원인 가운데 압도적인 비중을 차지하고 있다.

그래서 암을 비롯한 주요 질병을 예방하기 위한 식품과 영양소에 부쩍 관심이 높아지고 그에 관한 연구도 더욱 활발해지고 있다. 이는 자연요법과 영양요법에 밀접하게 연관되어 있는데, 가령 열대식물인 아보카도는 항산화제인 글루타티온을 다량 함유하고 있고 양파, 마늘, 부추, 당근, 고구마, 표고버섯, 토마토, 견과류, 생선 등에 들어 있는 미네랄 성분은 전립선암 예방에 탁월한 효과가 있다는 것은 영양요법에서 중요한 정보다.

특히 미네랄의 중요성은 더욱 커지고 있다. 우리 몸이 자동차라면 미네랄은 엔진과 같다. 자동차가 잘 작동하려면 엔진이 힘차야 하는데, **현대인의 90% 이상이 만성으로 겪고 있는 미네랄 결핍과 불균형이 우리 몸의 영양소를 흡수하는 엔진 활력을 크게 떨어뜨리고 있다. 몸의 기운을 돋운다고 아무리 많은 단백질과 비타민을 쏟아부은들 미네랄이 결핍되고서는 아무 소용이 없다.**

"미네랄이 결핍되면 비타민 같은 좋은 영양소도 쓸모가 없게 된다. 우리 몸의 건강 유지는 칼로리나 비타민 또는 녹말, 단백질, 탄수화물의 정확한 비율보다 신체기관에서 흡수하는 미네랄에 의해서 직접 좌우된다."

미네랄은 아연, 망간, 마그네슘, 칼슘 같은 영양소로, 동물이나 식물을 통해 섭취하는 것은 오염 문제가 따른다. 그래서 광물에 함유된 천연미네랄을 섭취하는 것이 바람직하지만, 광물은 독성도 함께 함유하는 결정적인 단점이 있어서 그간 광물은 충분히 활용되지 못했다. 그런데 바로 이 문제를 해결함으로써 광물은 이제 명실상부한 꿈의 물질로 인류 건강에 획기적으로 이바지하게 되었다.

서양의학과 보완의학의 균형

우리는 병을 고치러 병원에 가고 처방을 받아 약을 먹지만, 오히려 병원에 가서 없는 병을 얻어 오기도 하고 약을 먹고 병이 악화되는 경우도 종종 있다. 실제로 수술 환자의 5%가 합병증을 겪고, 서양의학의 진료에 따른 처방 약을 장기 복용한 환자가 부작용을 겪는 일은 어렵잖게 볼 수 있으며, 특히 노약자에게서는 더 쉽게 볼 수 있는 일이 되었다.

그렇다고 동양의학이 서양의학보다 더 뛰어나다거나 보완의학이 서양의학의 약점을 다 보완할 수 있다거나 하는 것도 아니다. 일부 언론에서는 많은 보완요법이 서양의학과는 달리 거의 해가 없는 신비의 묘약인 양 다루지만 자연적이라고 늘 안전한 것은 아니다. 관리 감독이 소홀한 환경에서 재배 또는 제조된 생약이나 영양제품은 심각한 오염에 상시 노출되어 있어 안전한 약과는 거리가 멀어도 한참 멀다.

물론 이런 한계에도 불구하고 치료할 때 일으킬 수 있는 부작용이나 합병증에 있어서 보완의학은 서양의학보다 그 위험성이 훨씬 낮다. 그렇지만 보완의학이 안전성을 매개로 서양의학과 연계할 가능성에 대해서는 더 깊은 연구와 기다림이 필요하다. 동종요법이든 생약 또는 영양요법이든 간에 보완의학은 기존의 서양의학 치료에 부작용을 일으킬 개연성, 부정적이든 긍정적이든 처방 약과 상호작용을 일으킬 가능성을 염두에 두고 신중하게 접근하고 시도해야 한다.

세상일을 다들 자기 논에 물 대는 아전인수로 해석하게 마련인데, 일부 보완의학 치료사들도 그런 면을 내보인다. 그들은 보완의학이 특정 질병만 낫게 하는 것이 아니라 몸 전체를 건강하게 만드는 온몸 치료라고 강조한다. 서양의학은 전혀 그렇지 못하다는 얘기로도 들린다. 하지만 서양의학에도 온몸을 아우르는 탁월한 치료법들이 있으며, 보완의학에도 한 부위에만 특화된 요법들이 있다.

우리가 보완의학을 과신하여 서양의학을 무시하게 되면, 서양의학으로 적절한 치료를 받을 수 있는 질병인데도 치료 기회를 놓칠 위험에 빠질 수 있다. 이것은 그저 우려만이 아니라 실제로 드물지 않게 일어나는 현실이다. 이는 일부 보완의학 치료사들이 질병을 제대로 진단조차 할 수 없는 실력이나 조건에 처해 있으면서도 '모든 병을 다 치료할 수 있다'는 근거 없는 자만심에 차 있거나 자가당착에 빠져 있어서 빚어진 비극이다.

그러나 이런 일은 이제 점차 옛날 일이 되어가고 있다. 의료 관련 법률이 체계적으로 정비되면서 의료사고에 대한 책임 추궁이 강화되고 있고, 보완의학 치료사들도 진단과 치료의 기본 시스템을 서양의학에 의존하면서 그야말로 보완 역할에 충실한 태도를 보이기 때문이다.

1) 보완의학 치료의 공통점

보완의학의 치료사들은 유기체에는 그 생명을 감싸고 도는 어떤 기운이 있다는 믿음을 공유한다. 그 기운을 기(氣)라고 하는데, 아직 검증되지 않은 개념이며 어쩌면 영영 검증될 수 없을 수도 있다.

기의 일반적인 의미는 '생명체가 활동하는 데 필요한 육체적·정신적 힘'을 말한다. 치료사들이 공유하는 기는 이런 의미보다는 '모든 생명의 근원으로 생각되는, 천지에 가득 차 있는 힘'이라는 철학적 의미에 더 가깝다.

이런 기는 치료사들이 질병을 바라보고 규명하고 치료하는 근간을 이루는데, 일부 치료요법은 그 목적이 주로 기를 다루는 데 있다.

이런 접근법을 받아들인다면, 만성질환은 우리 몸의 기가 오랜 세월에 걸친 손상으로 발생하는 것이다. 이런 기의 손상이 다양한 부위의 질병으로 발전하여 우리 눈에 보이게 되는데, 그런 개별 질병들이 서양의학 용어로 명명되고 기록된다. 따라서 보완의학의 치료도 병자의 기를 안정시키고 북돋기 위한 목적으로 개발되었다.

정골요법이나 척추지압요법 같은 일부 보완요법은 기를 고려하지 않고 시술하는가 하면, 일부 치료사들은 질병이 병자에게 어떤 변화의 기회를 선사하는 의미도 있다고 믿는다.

보완의학에 치료를 맡기는 병자들 상당수는 치료 과정에서 병이 악화할 수도 있고, 악화했다가 다시 원상태로 돌아갈 수도 있다. 확실한 임상 근거는 없지만, 경험상 이런 변화는 특정 요법이 자연치유를 부른다는 믿음을 뒷받침한다.

사실 보완의학이나 서양의학을 막론하고 처방되는 개별 치료요법은 경험을 바탕으로 삼는다. 물론 서양의학이 보완의학보다 경험에 덜 의지하고, 서양의학의 의사들은 대부분 경험보다는 의학 이론을 더 많이 알고 있고 더 중시하지만, 그 의사들도 실제 치료에서는 경험을 바탕으로 한다. 이론적으로 더 많이 아는 것과 실체 치료에서 경험에 의지하는 것은 별개의 문제라는 것이다.

2) 보완의학 치료의 효과

이제는 보완의학도 임상의 역사가 꽤 오래되어 치료 효과에 대해 믿을 만한 정보가 쌓이기 시작했다. 따라서 일부 요법이 특정 질병에 안전하게 효험을 보이는 것으로 알려졌다.

하지만 효험에 대한 구체적인 정보는 아직 크게 부족한 실정이어서 플라시보Placebo보다 질병에 더 잘 듣는 편인지조차 모르고 있다. 그에 관한 연구가 크게 미진하기 때문이다. 연구비만 봐도 서양의학의 1%에도 못 미친다고 하니, 어쩌면 당연한 일이다. 그러니까 어떻게 보면 서양의학 의사들이 보완의학을 깔보기보다는 의학적 연구 정보가 부족

해서 치료 과정에 추천하는 것을 망설이는지도 모른다. 아무리 좋다고 하는 치료요법이라도 그 효험에 대한 의학적 효험을 연구 자료로 확인할 수 없다면 누구라도 그 요법을 채택하거나 추천할 수 없을 것이다.

그래서 서양의학에서는 임상으로 충분히 효험이 확인된 치료요법만 선택적으로 사용되는 것처럼 보인다. 하지만 꼭 그렇지만은 않다. 일부 개인 병·의원들에서 처방하는 치료요법 가운데 많은 경우는 임상 자료가 부족하지만 탁월한 효험을 보인다.

이거 알아요?

[플라시보placebo 효과] 위약 효과라고도 하는데, "내가 기쁘게 해주지"라는 라틴어에서 나왔다. 실제 효과가 없는 '속임약'을 환자가 도움이 될 거라고 믿고 복용함으로써 실제로 병세가 호전되는 현상이다. 반면에 라틴어로 "당신을 해칠 것"이라는 뜻을 가진 노시보Nocebo 효과는 아무 작용이 없는 물질을 먹고 "머리가 아플 것"이라는 말에 진짜로 두통을 일으키는 부정적인 반응을 나타낸다.

---

3) 보완의학 효과에 대한 믿음

일반 사람들은, 또 서양의학은 보완의학 치료요법의 효과를 얼마나 믿을까? 일찍이 보완의학 치료요법의 효과에 관한 흥미로운 가설이 하나 제기되었다. 사람들이 그 효과를 믿기 때문에 효과가 있다는 것이다. 그러니까 플라시보로 인한 효과라는 주장이다. 플라시보는 가짜 약을 주면서 효과가 좋은 것으로 속여 병을 낫게 하는 심리효과를 말하는데, 그 반대는 '노시보'라 한다.

하지만 여러 차례 반복된 정밀 검증에서 위의 가설은 근거가 없는 것으로 판명되었다. 보완의학 치료요법의 효과는 플라시보와는 무관하다는 것이다. 하지만 우리는 보완의학에 관심을 갖고 꾸준히 찾는 사람들은 대체로 건강에 관심이 많고, 보완의학에 관한 정보에 해박하며, 건강을 돌보기 위해서라면 식이요법이든 운동요법이든 가리지 않고 열성으로 실행한다는 점을 염두에 두어야 한다.

그러니까 의학적 임상 근거가 턱없이 부족한데도 '보완의학이 질병을 안전하고 효과적으로 치료할 수 있다'는 믿음이 갈수록 널리 퍼지고 있다. 그 효과를 의사에게 물어보는 사람들도 늘고 있다.

그러면서 사람들은 서양의학을 부정하거나 거부하기보다는 더욱 신중하게 사용하기를 권한다. 그러는 동시에 보완의학이 안전하고 필요하다면 받아들이기를 바란다. 이제 의사들은 서양의학과 보완의학의 통합을 고민하게 되었다. 예를 들어보자. 당신이 관절염을 앓고 있다면 관절 염증을 억제하는 약물을 복용하는 동안에 통증을 조절하기 위해 항염증제 같은 기존 약물로 치료하는 대신 침을 놓거나 글루코사민 같은 보충제 섭취를 원할 수도 있다.

보완의학으로서는 매우 고무적인 일이 벌어졌다. 영국의사협회가 보고서에서 통증 치료를 위한 침술 요법을 전적으로 인정한 것이다. 이는 이례적인 사건으로, 보완의학이 서양의학을 완전히 대체할 수 있다고 믿어서는 안 되지만 상당수의 질병에서는 몇몇 경우에 보완의학은 안전하고도 효과적인 대안이 되고 있다.

4) 보완의학이 질병을 바라보는 관점

보완의학이 질병을 바라보는 관점은 서양의학과는 출발부터가 다르다. 서양의학에서는 질병에 따른 증상을 문제로 받아들여 주로 그 증상을 겨냥하여 대응에 나서지만 보완의학에서는 질병의 근본 원인을 밝히는 데 주력한다. 그래서 보완의학의 치료사들은 무엇보다 흐트러진 기를 안정시켜, 즉 무너진 균형을 다시 잡아 환자가 건강하다는 기분이 들도록 하는 데 집중한다. 밖으로 드러난 증상은 별로 중요하지 않을 수도 있다.

이로써 보완의학의 치료요법이 "모든 질병은 장기화된 불균형에서 생긴다"는 관점을 가졌다는 것을 알 수 있다.

우리는 심한 스트레스를 받거나 소화기 계통에 문제가 생기면 배앓이를 한다. 과민대장증후군이라고도 하는데, 이런 증상이 지속되거나 자주 되풀이되면 정밀진단을 해야 하는 심각한 질병의 증후일 수 있다.

앞에서도 말했듯이 이런 경우 보완의학에서는 처음부터 근본 원인을 짚어서 아예 질병의 뿌리를 제거하는 데 주력하지만, 서양의학에서는 몸에 이미 심각한 병중이 나타난 후에야 문제를 인식하여 움직이기 시작하므로 원인을 알아낼 겨를도 없이 그저 증상을 치료하기에 바쁘다.

보완의학은 드물지 않게 질병의 원인을 짚어 식이요법이나 이완기법으로 효과를 봄으로써 서양의학에서 행하는 큰 수술이나 장기의 치료를 면하도록 한다. 이런 좋은 점에도 불구하고 보완의학은 질병의 진단에서 약점을 안고 있어서 심각한 질병의 진행을 알아채지 못한 탓에 환자에게 최선의 조언과 적절한 치료를 제공하지 못하기도 한다.

그러므로 보완의학의 도움을 받으려면 먼저 정확한 진단으로 질병에 대한 충분한 정보를 확보할 필요가 있다. 치료는 그다음에 해도 늦지 않다.

05

*

식이요법이 일으키는 변화

암에 관한 발견

미국 코넬대학교 명예교수 콜린 캠벨은 40년 이상 영양과 건강 분야의 최전선에서 식이요법과 암 연구에 헌신적인 활동을 펼치고 있다. 그의 '중국 프로젝트The China Study'는 유례가 없이 포괄적이고 광범위한 건강 및 영양학 연구로 꼽힌다.

1970년대 초, 암에 걸린 중국의 총리 저우언라이는 자신의 질병에 관한 정보를 모으기 위해 전국적인 조사에 착수했다. 2,400개 지역과 전체 인구의 96%인 8억 8,000만 명을 대상으로 65만 명의 조사 인원을 동원하여 12종류의 암에 대한 사망률을 조사했다. 캠벨 박사가 이끈 이 연구 프로젝트의 결과는 놀라웠다. 주요 암의 지역별 편차가 무려 100배나 되었다.

캠벨은 50년이 넘도록 식품과 영양이 건강에 어떤 영향을 미치는지에 대해 강의하고 연구하면서 350편 이상의 논문을 발표했다. 그는 세계에서 처음으로 다이옥신과 아플라톡신이라는 강력한 독성물질을 발견했으며, **1950년대 후반부터 영양 상태와 암과의 인과관계를 연구하여 식물성 식품이 질병을 예방할 뿐만 아니라 치료할 수 있다는 사실을 발견했다. 그의 연구 분야는 식이요법, 영양, 질병의 관계에서 심장질환과 암에 대한 영양소의 역할과 영향, 그리고 화학적 독성물질의 평가에 이르기까지 다양하다.**

무엇을 먹을 것인가

캠벨은 아들과 공동으로 쓴 《무엇을 먹을 것인가》에서 자연식물식이 인간에게 가장 이상적인 식단임을 입증하는 연구 결과를 제시했다. 너무도 명백한 과학적 증거로 베스트셀러가 된 이 책 덕분에 미국인의 식습관이 크게 변할 것으로 기대했다. 하지만 그런 일은 일어나지 않았다.

그는 환경의학, 생활습관의학 전문의로서 20대부터 60대까지 다양한 연령층의 사람들을 만나왔다. 보통 의사들이 하듯 저자 또한 진료하고 처방하는 건강 상담을 했지만, 증상에 대한 약 처방 횟수만 늘어날 뿐

근본적인 문제는 해결되지 않는 데에 회의가 들었다. 그러는 중에 자연식물식에 대한 다큐멘터리를 접하고 그 효과를 몸소 체험하면서 자연식물식을 공부하는 의사가 되었다.

자연식물식이라면 풀만 뜯어야 할 것 같지만 그게 아니다. 건강에 큰 영향을 미치지 않는 선에서, 그리고 각자가 처한 환경에 맞는 선에서 고기, 생선, 달걀, 우유 같은 동물성 식품을 최대한 배제하고 식용유나 설탕을 최소한으로 사용하는 습관을 들이는 것이 자연식물식이다.

새롭게 입증되고 있는 미네랄의 가치

지금껏 과학적으로 밝혀진 우리 몸속의 미네랄 성분은 81종으로 알려져 있다. 그 중 생리작용이 확실히 밝혀진 미네랄은 24종으로 본다. 그 외 미네랄의 역할에 대한 부분은 아직도 베일에 싸여 있다. 한 가지 분명한 사실은, 인간도 자연의 일부인 만큼 동식물 섭취로 신진대사작용을 하면서 살아가지만, 무기질^{무생물}인 미네랄 없이는 생존할 수 없다는 것이다. 그건 다른 동물이나 식물도 마찬가지다. 영양소라고 하면 주로 칼로리를 내는 탄수화물, 단백질, 지방을 3대 영양소로 중시하지만, 이 영양소가 제대로 에너지를 내는 연료로 작용하려면 비타민과 미네랄이 꼭 필요하다.

그런데 비타민도 미네랄 없이는 무용지물이라는 사실이 밝혀졌다.

따라서 비록 칼로리는 내지 않지만, 미량원소인 비타민과 미네랄을 더하여 5대 영양소라고 하는 것이다. 흔히 여섯 번째 영양소로 불리는 효소는 중요한 효능을 가졌는데, 음식을 통해 섭취하기도 하지만 몸속에서 합성되는 양도 많다. 이런 효소를 만드는 데도 미네랄이 꼭 필요하다. 그러니까 미네랄은 다른 영양소를 분해하여 에너지로 만드는 역할도 하지만 다른 영양소를 만들어내는 역할을 하기도 한다.

우리나라에는 아직 유의미한 통계가 없지만, 미국을 보면 국민의 99%가 미네랄 결핍 현상을 겪고 있으며, 그 결과 많은 질병에 노출된 것으로 조사되었다. 그럼 우리나라는 어떨까? 아직 통계가 나와 있지 않아서 덮여 있으니까 그렇지, 실상을 알아보면 아마 미국 못지않게 더 심각할 것으로 판단된다.

06

총체적 진실

진실인가?

인체 건강과 섭식에 관해 수년간 쌓아온 연구에 따르면 자연식물식이 인류에게 가장 적합한 섭식 방식이다. 하지만 언론을 통해 흥미 위주의 파편적 지식으로 이런 연구 결과에 반박하는 전문가가 넘쳐나는 현실이다. 이런 통에 보통사람들은 뭐가 맞는지 헷갈리게 되어 혼란에 빠져버렸다.

방송이나 신문에서는 하루가 멀도록 놀라운 효능의 신약, 첨단 의료 장비, 획기적인 치료법, 새로운 유전자의 비밀, 비타민과 효소 같은 영양소에 관한 정보를 쏟아낸다. 하지만 이런 정보는 대개 보도 과정에서 맥락이 무시되거나 과장되거나 왜곡된다. 정보, 특히 건강 정보를 제대로 판단하는 방법을 살펴볼 필요가 있다. 건강 정보를 접했을 때 질문을 대뜸 질문부터 하고 본다.

먼저 진실인가, 묻는다.

'제공된 건강 정보의 근거가 신뢰할 만한가'를 묻는 것으로, 관련 연구가 공인된 조건에서 타당한 방식으로 적절히 수행되었는지를 판단하는 것이다. 그런데 불행하게도 많은 경우 연구 조건이 충족되지 못하고, 따라서 그 진행과 결론 역시 무의미할 만큼 부실하다. 이런 병폐는 연구를 지원하는 조직이 연구로 인해 경제적 이익을 얻게 될 때 더욱 심해진다. 그러므로 신뢰성 높은 이상적인 연구 결과를 얻으려면 경제적 이익과 무관한 기관이 지원하고, 서로 다른 연구자들에 의해 실행된 반복 실험에서 같은 결과가 나오기까지 연구를 지속해야 한다.

포괄적인가?

다음으로 그 진실이 포괄적인가, 묻는다.

건강 정보는 많은 경우 일부분만으로 생산된다. 정보를 긍정적으로 포장할 필요가 있을 때는 부정적인 면, 즉 어떤 치료나 약품의 부작용은 아예 빼먹거나 아주 축소하여 내놓는다. 반대로 부정적으로 공격할 필요가 있을 때는 효과는 제처놓고 부작용만 부각한다. 두통약을 예로 들면, 지금 두통으로 심하게 고통받는 환자는 그 약이 두통만 낫게 하면 그만이지, 다른 영향에 대해서는 당장 불편하지만 않으면 별로 신경 쓰지 않는다.

당뇨나 혈압에 좋다는 약 같은 것도 효과만 좋으면 부작용에 대해서는 지나치기 쉽다. 하지만 엄밀히 말하면 치료나 약에 '부작용'이라는 건 없다. 부작용도 약의 효과의 하나로, 긍정적인 효과에 반한 부정적인 효과일 뿐이다. 그러므로 건강 정보를 평가할 때는 한 부분으로 전체가 진실인 양 호도하지는 않았는지 잘 살펴야 한다.

—— 언론으로 보는 현대인의 건강관리 ——

최근 미국에서 발표된 건강 관련 논문에 따르면 "친구가 많을수록 오래 사는 것"으로 나타났다. 현대인은 나이가 들면서 친구가 적어지고 고립되기 쉬운데, 그래서는 건강하게 살 수 없다는 것이다. 그래서 사람들은 나이 들어서도 동문회나 동호회 등에 자주 나가고, 어떤 이들은 새로운 것을 배우러 다니거나 나이에 맞는 새로운 직업을 구해 일하기도 한다. 사람이 외롭거나 무료하게 되면 건강을 해치기 쉽다.

그러나 활발한 사회생활만으로는 건강을 지키는 데 충분하지 않다. 그에 앞서 좋은 것을 우리 몸에 맞게 잘 먹는 것이 중요하다. 필요한 영양소를 균형 있게 꾸준히 섭취할 수 있어야 한다. 그런데 단백질과 비타민 같은 필수 영양소는 그 자체로는 분해가 되지 않아 무기질인 미네랄의 도움을 받아야 한다. 미네랄은 근육 운동에도 핵심 역할을 하는 것으로 밝혀졌다. 근육이 움직이는 데는 수분, 비타민, 미네랄과 같은 필수 영양소가 필요하다. 그중에서도 근육 운동의 핵심을 담당하는 영양소가 바로 미네랄인데, 근육의 수축에는 칼슘이, 이완에는 마그네슘이 깊이 관여한다.

미네랄은 천연 광물 영양소로 지구상의 모든 동식물은 미네랄을 스스로 생성할 수 없으므로 반드시 섭취를 통해 공급받아야 한다. 광물 속에 온갖 천연 미네랄이 함유되어 있는데, 문제가 된 독성을 제거할 수 있게 되어 광물 의학을 통한 인류 건강 증진의 시대가 열리고 있다.

2장

광물의학 보고서

*

우리 몸에서 미네랄의 균형이

세포, 체액, 효소, 근육, 골격 등을

형성에 필수라는 것은 현대과학이 규명하고 있다.

몸속의 미네랄이 결핍되거나 균형을 잃으면 각종 장기의

생화학 기능과 면역 기능이 떨어진다. 그러면 인체에서

음양의 균형이 무너지면서 질병에 걸리기 쉽다.

미네랄은 비록 소량이지만 이처럼 우리 몸의 모든 기초대사에

관여하는 조율사라고 할 수 있다.

※

광물 의학 연구의 시작

광물이란 무엇인가?

　광물鑛物은 '지각 속에 섞여 있는 천연의 무기질' 을 말하는데, 일정한 화학 조성과 결정 구조를 가진 물질로 지각을 구성하는 최소단위다. '광물' 이라고 하면 어쩐지 생소한 느낌인데, 영어 단어인 '미네랄' 이라고 하면 오히려 친근한 느낌이다.

　미네랄은 칼슘, 아연과 같은 무기영양소를 말하는데, 비타민처럼 우리의 신체 건강에 없어서는 안 될 필수 영양소다. 그런데 이 미네랄은 라틴어 minerale에서 온 것으로 '채굴한 것' 이라는 뜻, 즉 광물이라는 뜻이다. 그런데 이 광물을 치료약으로 쓴다는 발상은 우리에게는 아직 생소하다.

　반면에 동물성이나 식물성 약재와 치료법은 오랜 세월 일상으로 경험해온 바여서 익숙하다. 광물 역시 화학 의약품과 한방 생약의 형태로 일상에 스며들어 왔는데 왜 일반에 잘 알려지지 않은 걸까? 가령,《한약규격집 주해서》의 약재 514종 중 34종의 광물성 약재가 포함되어 있으며《동의보감》에서는 100여 종의 광물성 약재가 수록되어 있다. 양방의 약학 분야에서도 벤토나이트Bentonite, 카올린Kaolin, 규산알루민산마그네슘Magnesium Aluminum Silicate 등 점토광물은 다양한 약리활성을 갖고 있다. 그래서 원료 의약품위장, 피부 보호 등으로 활용하는 등 의약품 제형의 완성도가 높은 첨가제로 사용되고 있으며, 국내·외 의약품 공정서에 수재되고 있다. 수재 된 국내·외 약전은 다음과 같다: 한국약전Korea pharmacopoeia, 일본 약전Japanese pharmacopoeia, 유럽 약전European pharmacopoeia, 미국 약전U.S. pharmacopoeia.

광물 활용의 역사

사실 광물을 의학에 활용하기 시작한 것은 멀리 고대로 거슬러 올라간다. 그때부터 사람들은 보석, 수정 같은 광물에서 나오는 어떤 기운이 액운을 물리치거나 심신의 병을 치료한다고 믿어 그런 광물을 특별한 효험을 가진 신성한 물질로 여겼다.

가령, 고대 메소포타미아와 이집트 문명을 이룬 사람들에게도 특별한 광물이 있었다. 그들은 어떤 광물을 부적으로 삼아 몸에 지니고 다니기도 했으며, 가루를 내어 복용하거나 상처에 바르는 약으로 사용했다. 이와 같은 일부 광물에 의한 의료행위는 놀라울 만큼 과학적인 지식에 바탕을 두고 있다.

기원전 3000년 이전에 그려진 고대 벽화를 보면 눈에 색조 화장을 한 인물들이 그려져 있다. 연망간석, 방연석, 자철석 같은 광물을 분쇄하여 만든 화장품으로, 미용의 기능을 넘어 햇빛을 차단하고 벌레를 퇴치하는 기능까지 있었다. 그리고 기원전 1300년경의 대_大베를린 파피루스에는 500종류 이상의 물질_{광물, 식물, 동물}을 써서 만든 876종의 처방전이 기록되어 있다.

현대의학의 시작과 발전은 연금술_{alchemy}에 힘입은 바가 크다. Alchemy는 '변환시킨다' 뜻인 그리스어 kemeia에서 파생되었다. 연금술사의 최종 목표는 비약을 만들어 금속을 황금으로 변환시키고 동시에 만병통치약을 만드는 것이었다. 이들은 광물질의 화합으로 금을 만드는 목적에서 의약을 만드는 목적으로 변모해갔다.

의약과 연금술의 화학을 의화학이라 한다. 의화학의 시대를 연 사람은 스위스의 파라켈수스_{Paracelsus: 1493-1541}**이며, 그는 광물에서 치료에 도움을 주는 약성분을 발견하여 치료법에 적용한 광물의학의 선구자이다. 그러므로 광물의학은 현대의학의 기초가 된다고 볼 수 있다.**

현대의학이 꽃피기 시작한 19세기 전에는 광물의학이 활발하게 살아 숨 쉬고 있었다. **역사학자들은 17세기 유럽과 아메리카 대륙에서의 치료법은 동식물과 광물을 중심으로 돌아갔다고 한다. 중세에서 근대에 이르기까지 수많은 의학자들과 광물학자들에 의해 집필된 의학 래피더리 Medical Lapidary 사본들이 존재한다.** 현재 래피더리는 보석 세공을 뜻하지만 19세기까지 래피더리는 광물의 특징과 약효능을 기록하여 의술을 펼치는 이들이 반드시 참고해야 할 책 중 하나였다.

16세기 이탈리아의 광물학자 겸 의학자 카밀러스 네오나더스Camillus Leonardus와 17세기의 스위스 광물학자 겸 의학자 안셀무스 디 부트 Anselmus de Boodt가 쓴 래피더리가 특히 알려져 있는데 600여 가지 광물에 대한 정보가 기록되어 있다. 그들이 쓴 책은 두 세기 동안 여러 번 재출간 될 정도로 그 인기가 어마어마했다고 한다.

02

광물의학에 대한 평가

동양에서 광물을 활용한 예

광물성 약재는 중국의 전국시대에서 후한시대에 걸쳐 쓰여진 《신농
본초경》에 최초로 기록되어 있으며, 《본초강목》에 300여 종이 수록되
어 있고, 《중약대사전》의 약재 5,676종 중 광물성 약재가 82종 포함되
어 있다. 여기에 "방연석이 기생충을 구제하는 효과가 있다"고 기술하
는 등 여러 광물의 의약적 기능을 적어 놓았다. 오늘날 그 내용의 타당
성이 과학적으로 입증되고 있으며, 중의학과 한의학에도 숱하게 인용
되고 있는 데다가 일상에서도 응용한 흔적이 남아 있다.

진나라의 가장 위대한 연단술사이며 병리학자인 갈홍282-340은 《의방
서》를 편술하였다. 그는 연단술을 통해 광물성 약재 사용의 발전과 수
은 연화학 발전에 공헌하기도 했다. 우리가 전통적으로 사용해온 놋그

룻이 그 좋은 예다. 왕조시대의 궁궐이나 귀족, 양반가에서는 놋그릇이 식기로 널리 사용되었는데, 식중독이나 독살을 방지하기 위한 것이기도 했다. 놋에 상한 음식이나 독이 묻은 음식이 닿으면 금세 그릇의 색깔이 변하여 곧바로 위험신호를 보내는 기능 때문이다. 물론 음식의 신선도를 다른 그릇보다 더 오래 지켜주는 데에도 그 쓰임의 이유가 있다.

이런 효과는 놋이 가진 항균 작용에서 비롯한다. 음식을 놋그릇에 담아 먹으면 질병을 예방할 수 있다고 하는 믿음도 타당성이 있다. 놋쇠에 있는 구리 성분이 식중독균을 방제하는 효과가 있기 때문이다.

이거 알아요?

[신농본초경神農本草經] 중국 최초의 약물학 서적으로, 일 년 365일에 맞추어 365종의 약품을 상, 중, 하 3품으로 나누어 각각 기미氣味와 약효와 이명異名을 서술하였다. 진한秦漢 시기에 발간된 것으로 보이며, 일반 백성들이 오랫동안 의료행위를 통해 얻은 약물학 성과를 총결한 것이다. 고대 중국의 약재에 대한 평가 기준은 "신체에 부작용을 수반하지 않고 장기간 복용이 가능하며, 그에 따라 허약 체질을 개선하는" 데 두었다. 신농神農은 중국 신화의 삼황三皇중 두 번째 황제로 염제炎帝를 말한다. 흔히 농사의 신으로도 불린다.

서양에서 광물을 활용한 예

 의학의 역사에서 보면 의학의 패러다임을 바꾼 '의학의 혁명' 즉 과학의 혁명 같은 일이 많다. 의학자 중 파라켈수스는 의학 혁명을 일으킨 사람이라 할 수 있다. 파라켈수스라는 이름의 '수스' 라는 별명은 1529년부터 사용된 것으로 여겨진다. 로마시대에 유명한 의사 켈수스가 있었는데 그를 능가한다는 의미로 '수스' 가 붙은 것으로 본다.

 그는 중세적 세계관과 가치관이 종언을 고하고 근대적 세계관과 가치관의 탄생을 모색하는 혼돈의 시대에 태어나고 활동했다. 파라켈수스는 의사였던 아버지로부터 광물학, 식물학, 자연학 등 다양한 학문을 배웠다. 무엇보다도 그는 광물성 약재를 치료에 도입한 것으로 유명하다. 고대와 중세의 서양의학에서도 한의학의 본초학과 같이 식물성 생약재를 주로 사용했다.

 그런데 파라켈수스는 적극적으로 광물질을 약재로 사용한 것이다. 그런 의미에서 그를 '화학 요법의 선구자' 로 부르기도 한다. 광물질을 약재로 사용하게 된 것은 그가 의학 뿐아니라 현대의학에 기초가 되는 연금술에도 조예가 깊었기 때문이다. 그에게 연금술이란 의학적 치료제로 사용할 수 있는 무독성의 광물질을 찾아내는 것이었다. 그가 사용한 광물질 약재는 상처를 잘 아물게 했고, 만성 위궤양에도 효과가 있었다. 그는 수은의 이뇨 작용을 알아내는 등 광물질의 특성과 작용을 광범위하게 연구했다. 특히 그는 광물질 약재의 독성을 잘 알고 있어서 그것을 사용할 때도 용량을 엄격하게 제한했고, 가능한 한 무독성 광물만 사용하려고 했다.

이 천재 의학자는 대기 중에 떠다니는 독성 광물질 먼지를 질병을 일으키는 원인으로 지목하기도 했다. 그는 이런 외적 원인을 '실체'라고 했는데, 이 실체가 인체로 들어와 자신의 규칙을 강요하여 생명체를 병들게 하는 것으로 판단했다. 그는 과거의 치료법이 추구하는 약재의 복합이 아니라 특정한 효능을 가진 약성분의 추출과 분리로 치료법을 발전시켜 나갔다. 한마디로 광물질에서 치료제를 추출하고 분리하는 데 주력한 것이다.

03

진실에 더 가까운 것

더 중요한 것

현재까지 발견된 원소는 118개인데 탄소, 수소, 산소, 질소를 제외하고 모두가 무기질이다. 이를 광물질이라고도 한다. 놀라운 것은 이 같은 무기질광물질에 치료의약 성분이 있고 이러한 성분을 고대부터 활용해왔다는 것이다. 이미 118 원소 중 치료 효능이 있는 무기질이 구체적으로 밝혀져 있는 가운데 화학자들은 이 원소들을 화학적 원리 적용을 통해 화합 하거나 혼합하여 수많은 약을 만들어내고 있다.

한 실례로 미국은 1841년 이후 총 150년 동안 '동종요법 약전HPUS' 을 만들었다. HPUS는 1938년 FDA에 의해 공식적으로 인정되어 1980년에 미국 동종요법 약전 협약 HPCUS이 형성되었다. HPUS에는 일반 약국과 함께 약 1,300개의 개별 약물 모노 그래프가 포함되어 있으며 여기에는 모든 인식된 제품 유형 및 제형에 대한 공식 제조 기술이 포함되어 있다. 그 개별 약품에 치료 효능이 있는 광물들이 등록되어 있으며, 미국 FDA의 식품의약법에 의해 의약품으로 규제된다. 등록된 유효 성분들은 강도, 품질의 순도 등을 HPUS에 기록한 모노그래프대로 제조되었을 때 Homeopathic동종요법 의약품으로 인정한다.

질병이 언제부터 있었는지 확실치 않다. 5억 년의 지층에서 현재 소구균 micrococcus와 비슷한 세균화석의 발견과 3억5천만 년 조개류 화석에서 기생충과 예상의 흔적을 볼 때 태고시대부터 존재했을 것이다.

질병에 대한 약제는 초기 광물성, 식물성, 동물성에서 치료 성분을 찾았다. **현대의학의 발전은 앞에서 잠깐 언급한 바와 같이 연금술에 힘입었다. 즉 광물의 성분에서 치료의 효능을 발견하는 과정에서 기초 의학이 시작되었다. 아리스토텔레스는 자연계의 물질은 흙, 물, 공기, 불의 네 가지4원소로 구성된다는 '4원소설' 을 주장했고 데모크리토스는 '원자라는 작은 알갱이가 모이고 흩어지면서 만물을 형상한다' 라는 고대원자론을 발표했다.**

중세는 4원소설이 널리 지지를 받았지만 영국 과학자 돌런 "물질의 근원인 '원소' 는 '원자' 라는 알갱이라고 생각하는 편이 낫지 않을까?" 라는 원자설 주장으로 화학이라는 학문이 시작되면서 현대의학은 도약적인 발전을 가져왔다.

18세기 말에 이르러 과학자들은 화학 원소가 무엇이며 화합물과 혼합물이 어떻게 다른지 알아내었으며 1920년대가 되어서 자연에 존재하는 모든 원소를 발견하고 분리해냈다.

오늘날까지 알려진 광물은 5,500종에 이르는데, 모두 고유의 화학 조성과 치료 성분을 가지고 있다. 동양의 전통의학에서는 일찍이 광물질 약성을 질병 치료에 이용해 왔는데, 그 최초의 기록이 중국의 《신농본초경》에 나와 있다. 이는 365일에 맞추어 365종의 약재를 상, 중, 하의 3품으로 나누어 각각 약효를 서술한 책으로, 작자와 연대를 알 수 없다. 중국 명나라 때 이시진이 편찬한 《본초강목》에는 광물성 약재 300여 종이 실려 있고, 1982년에 편찬한 《중약대사전》에는 5,600여 종의 약재 가운데 80여 종의 광물성 약재가 포함되었다. 우리의 《동의보감》에는 100여 종의 광물성 약재를 다루고 있다.

이런 광물성 약재는 지역의 지질, 기후에 따라 특성이 달라지고 광물의 조직, 수반 광물, 정제 방식에 따라 효용이 달라진다. 특히 약재에 함유된 광물 조성과 성분은 작은 차이에도 약성과 독성을 크게 달라지게 한다. 그러므로 미국의 동종요법약전에 기록된 것과 같이 광물성 약재의 분석법, 취급 방식, 제조과정에 대한 표준을 마련하는 일이 시급하고도 중요하다. 더불어, 약재의 안정성과 유해성을 평가할 수 있는 연구 수단으로 독성물질의 체내 축적량을 예측하는 것이 중요하다.

우리 몸과 미네랄

현대인은 분명히 몸이 정상이 아닌데 병원에 가서 진찰을 받아보면 '별다른 이상은 없으니 그저 스트레스 받지 말고 잘 쉬라' 는 이야기를 흔히 듣는다. 만성피로, 근육통, 불면증, 소화불량 같은 문제는 신체 구조의 문제가 아니고 신체 기능의 문제여서 첨단 의료장비로 매번 검사해봐야 병증이 나타나지 않고 정상으로 나온다. 그런데 몸은 늘 아프니 미칠 노릇이다.

우리 몸의 기능이 부실해지는 주요 원인은 미네랄의 불균형으로 이는 고혈압, 동맥경화, 심장병, 암, 당뇨 등의 발병률을 높인다. 그런데 미네랄의 불균형은 주로 잘못된 식습관에서 비롯되는 것으로 조사되고 있다.

우리 몸에 관여하는 미네랄은 수십 종인데, 그것들은 비록 미량이지만 우리 몸에 없어서는 안 되는 물질이다. 비록 에너지를 만들고 신체를 구성하는 물질 같은 주축 요소는 아니지만 거의 모든 신진대사를 조율하는 숨은 실력자라고 할 수 있다. 가령, 칼슘이나 마그네슘 같은 몇몇 미네랄의 균형만 맞춰줘도 오랜 세월 끈질기게 괴롭혀온 근육통이나 당뇨 같은 질병에서 해방될 수 있다. 또 평소 먹는 밥상에 결핍되기 쉬운 미네랄 몇 가지만 보충해도 만성피로와 무기력감을 싹 가시게 할 수 있다.

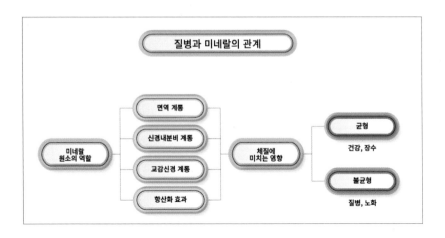

오늘날 우리는 주로 가공식품을 먹는데, 부족하나마 식품에 들어 있는 미네랄이 식품 가공 과정에서 절반이나 파괴되어서 균형 잡힌 미네랄 섭취를 더욱 어렵게 한다. 유니세프유엔 국제아동기금에 따르면 연간 200만 명에 이르는 신생아 가운데 상당수가 철분, 요오드 같은 미네랄과 비타민A 등의 결핍으로 발육과 학습 능력의 심각한 저하를 초래하고 있다. 그런데 "미네랄이 부족하면 비타민도 쓸모없다"고 하는 건 무슨 뜻인가? 먼저 비타민이 뭔지부터 알아보자.

1912년 폴란드의 생화학자 캐시미어 풍크가 각기병을 치료하는 물질에 "생명vital 유지에 필수적인 유기화합물amine"이라는 뜻으로 비타민이라는 이름을 붙였다. 모든 동물은 비타민을 이용하여 신진대사를 하고 있지만, 그런 사실을 자각하지는 못한다. 신진대사에 필수 물질인 비타민은 주로 음식물을 통해 섭취하지만, 우리 몸 안에서 자가 생성되기도 한다. 비타민은 평소에 필요성을 못 느끼지만, 결핍되면 바로 질병이 증상을 보여 그 필요성이 분명해진다.

18세기 중엽, 스코틀랜드의 의사 제임스 린드는 많은 선원의 목숨을 앗아간 괴혈병을 연구했다. 그는 지난 세월 선원들의 식습관을 관찰한 끝에 레몬주스와 감귤류를 충분히 섭취할 것을 권고했다. 18세기 말엽, 영국 해군이 이 방법을 채택하자 마법과도 같이 괴혈병이 사라졌다. 마침내 오랜 세월 인류를 괴롭혀온 괴혈병이 정복된 것인데, 린드도 감귤류에 풍부하게 들어 있는 그 마법의 영양소가 비타민C라는 사실은 알지 못했다.

오늘날 사람들은 비타민이 종류에 따라 어떤 기능을 하는지, 어떻게 섭취해야 하는지 전문가 못지않게 잘 안다. 그러나 미네랄이 신체의 비타민 비율을 조절한다는 사실, 나아가 미네랄이 결핍된 상태에서는 비타민이 제 기능을 발휘하지 못한다는 사실은 잘 모른다. 우리 몸은 비타민의 결핍 여부와 상관없이 섭취되는 미네랄을 사용하지만, 미네랄이 결핍되면 비타민은 아무리 많아도 쓸모가 없게 된다.

그러니까 **우리 몸의 전체적인 안정은 다른 주요 영양소들보다는 우리 몸 구석구석으로 흡수되는 미네랄에 좌우된다. 이런 미네랄의 역할에 대한 발견이 우리 몸의 건강을 이해하고 관리하는 데 결정적인 열쇠를 제공한 것이다.**

04

광물의학, 실제로 적용되고 있는가

현대의학 속 광물의 활약

유럽의 중세 시대부터 현재까지 가장 많이, 그리고 널리 쓰인 광물 종류는 점토광물이라 할 수 있다. 현재도 세계의 의학 및 미용계에 활발하게 등장하는 점토광물이 바로 벤토나이트와, 벤토나이트를 구성하는 몬모릴로나이트이다.

미세한 입자가 쉽게 분산되는 특징을 가진 몬모릴로나이트는 나노화되었을 때 미세 운반 물질기능을 하며 세포에 영양소나 성분을 흡수시킨다. 즉, 비타민이나 각종 영양소 및 약 성분을 세포가 흡수하기에 용이하게 만들어 섭취한 성분의 효능을 높이는 것이다.

이뿐만 아니라 이 점토광물은 구토, 설사 등을 야기할 수 있는 음식물 독소, 미생물 독소, 산과다중의 수소 등을 흡수하여 체외로 배출하는 기능이 있다. 그리고 의약품의 분해속도 조절을 해주는 기능까지 인정받아 몬모릴로나이트는 구토, 설사, 메스꺼움의 부작용을 일으키며 흡수력이 낮은 경구 항암제를 포함한 여러 의약품의 제조에 광범위하게 사용되고 있다.

스멕타이트라는 점토광물도 주목할 필요가 있다. 약국에서 흔히 구입할 수 있는 설사약은 스멕타이트로 제조된 제품이 많은데 이는 스멕타이트가 급성 및 만성 설사와 식도 및 위장 통증을 완화하는 효능을 나타내기 때문이다. 스멕타이트는 흡착성이 있어 체내 수분이 다른 물질을 흡착하고 체내에 흡수되지 않고 배출되기에 변비나 수분 부족 등의 부작용을 일으킬 수 있지만, 적당량 사용하면 병을 일으키는 원인을 배출해내는 몸속 청소기 같은 역할을 한다.

스멕타이트의 이러한 효능은 병균을 배출하여 염증을 다스리는 작용을 하기도 하는데 특히 철이 함유된 스멕타이트의 일종인 프랑스 녹점토로 실험을 한 결과 괴사성 근막염피부 심부 피하조직이 세균성 감염으로 인해 썩어들어가는 질병이 스멕타이트의 세균 흡착 효과 및 자체의 화학작용으로 상태가 호전되는 현상이 나타났다. 스멕타이트를 괴사성 근막염에 사용하는 것은 동아프리카 지역의 민간요법 중 하나였는데 2010년에서야 이러한 치유 현상에 대한 연구가 이루어졌다.

이 밖에도 여러 광물성 의약성분이 존재한다. 은銀, silver의 이온은 다양한 형태로 화상, 피부 감염, 골수염, 요로감염증 치료법에 사용되며 혈구에 부작용 없는 항균 작용을 한다. 아연 산화물, 마그네슘 산화물, 칼슘 산화물과 같은 여타 금속 산화물 또한 매우 안정적인 항균 효과를 보이는데 특히 대장균E. coli과 황색포도상구균S. aureus을 사멸시키는데 효과적이다. 이러한 의학적 현상들을 취합하여 보면, 광물의 항균작용이 인체에 여러 감염에 의한 질병 치료를 할 수 있다는 사실을 알 수 있다.

이렇게 뚜렷한 광물의 치료 효과가 있음에도 광물의 약효에 대해선 여전히 동식물이나 화학성 원료에 비해 연구나 활용이 더디고, 연구되는 광물 개체수가 아직은 제한적이다. 광물의 성질을 이해하는 데에 많은 분야의 전문가들이 필요하기 때문이다. 지질학, 지구화학, 미생물학, 환경과학, 농학, 약학, 통계학, 의학 등의 다양한 분야의 지식이 한데 어우러져 연구를 하는 것이 실질적인 어려움이라 토로하는 학자들도 있다. 하지만 현대의학의 어두운 단면들이 수면 위로 올라오는 가운데 대안책을 찾아 연구하는 이들에게는 광물의학이 앞으로 인류의 건강을 지탱해줄 축으로 보고 있다.

항생제 문제와 천연항생제의 탄생

현대의학의 발달이 난치와 불치로 알려진 숱한 질병들을 극복함으로써 인간의 평균수명이 획기적으로 늘어 꿈만 같던 백세 시대를 구가하게 되었다. 무엇보다 **1928년 무렵에 영국의 미생물학자 알렉산더 플레밍이 푸른곰팡이에서 항생제인 페니실린을 발견한 것과 같은 의학적 발견은 숱한 감염 질병으로 죽어가던 인류를 구원한 빛이었다.**

하지만 아무리 좋은 것도 과하면 문제를 일으키게 마련이다. 인류는 항생제를 과신한 나머지 남용하게 되어 그 부작용에 따른 2차 감염과 인체의 면역력 저하라는 심각한 질병을 초래했다.

바로 이런 문제는 항생제 남용에서만 비롯된 것이 아니다. 화학 의약품에만 의존해온 인류 건강 체계 전반의 문제에서 비롯된 것이다. 그래서 미국을 비롯한 서구에서는 일찍이 광물에 의한 대체의학 연구가 꾸준하게 진행되어 오고 있다. 이런 분위기는 점차 세계적인 추세로 퍼져나갈 조짐을 보인다.

지각, 즉 지구 표면은 90가지 이상의 원소로 구성되어 있는데, 우리 몸은 60여 가지 원소로 이루어져 있다. 우리 몸을 구성하는 물질은 대개 지각을 구성하고 있는 물질에 속한다. 특히 지각을 구성하는 90가지 원소 가운데 8대 원소는 우리 몸에서도 중요한 구성 물질이다. 이들 8대 원소인 산소, 규소, 알루미늄, 철, 칼슘, 나트륨, 칼륨, 마그네슘이 지각의 98%를 구성하고 있다. 한편 우리 몸을 구성하는 60여 가지 원소 가운데 유기물의 필수 원소인 산소, 탄소, 수소, 질소를 제외한 나머지는 모두 무기물이다. 이처럼 다양한 무기물들은 우리 몸에 어떤 영향을 미칠까? 그것들은 인체에서 어떤 기능을 담당할까?

이들 무기질은 잘 알려지지 않았지만, 필수 무기질 요소인 미네랄은 비교적 잘 알려져 있다. 특히 광물질 미네랄 원소 가운데 일부는 우리 몸에 전체적으로 유익할 뿐만 아니라 암과 같은 난치병에 탁월한 효과가 있는 것으로 판명되고 있다. 이런데도 불구하고 이런 광물질이 그동안 의약품으로 적극적으로 활용되지 못한 것은 광물에 내재한 독성과 광물의 특이성에 따른 부작용 때문이었다. 그래서 일찍이 광물에서 독성을 제거하기 위한 연구가 끊임없이 실행되어왔다.

미국에서는 굴지의 제약회사가 광물질의 뛰어난 약성을 추출하고 독성을 분해하여 질병 치료, 피부 건강 기능을 지닌 식품첨가제를 출시하기도 했다.

한 국제학술지에 발표된 논문에 따르면 광물질에서 추출한 이 첨가제가 병원성 균과 바이러스를 사멸시키는 효능이 일반 화학성 항생제에 전혀 뒤떨어지지 않음을 데이터로 밝힌다. 사실 더 이목이 집중된 대목은, 항생 효과 자체보다 안전성이다. 이 첨가제가 면역력을 보조하는 락토바실러스 유산균과 면역력을 보존 및 성장을 증진시킨다는 결과는 의학계에 안정적인 치료제에 대한 희망을 가져다 준다.

05

인체에 미치는 영향

미네랄의 불균형이 부르는 질병

미네랄 결핍은 **아토피성 피부염, 두통, 만성피로, 불면증, 비만, 빈혈, 여드름, 노화는** 물론이고 당뇨, 자폐증, 학습장애 같은 우리가 흔히 겪은 거의 모든 질병을 촉발한다. 다시 말해, 미네랄은 우리 몸의 모든 신진대사에 관여하고 있다는 것이다.

우선, 아토피성 피부염은 어떤 미네랄의 결핍으로 일어날까? 우리 몸에 흡수된 아연은 대부분 피부에 저장되는데, 건강한 피부를 유지하려면 충분한 아연이 필요하다. 다양한 피부 질환들, 특히 아토피성 피부염은 아연의 결핍과 구리의 과잉에 관련되었다. 아연이 결핍되면 피부는 자연치유 능력이 감퇴하고, 아연의 흡수를 방해하는 구리가 과잉되면 구리의 독성이 피부에 가려움증과 함께 아토피성 염증을 유발한다.

미네랄의 결핍은 두통과도 관련된다. 구리, 철, 마그네슘 같은 미네랄 가운데 마그네슘이 결핍되고 구리가 과잉되면 여성은 생리 전후로 편두통에 시달리게 된다. 마그네슘은 혈관과 근육의 수축 및 이완에 작용하는데, 결핍되면 뇌로 가는 혈관이나 근육이 수축하여 혈류가 감소함으로써 편두통을 일으킨다. 철분의 과잉도 편두통을 일으킬 수 있다. 가령, 적포도주를 마시고 난 후에 머리가 지끈거리는 경우가 있는데, 철분 함량이 높은 데다가 알코올이 철분 흡수를 촉진하여 철분 과잉으로 생기는 증상이다.

만성피로에 시달리는 사람이라면 에너지 대사에 관여하는 비타민 B6, 크롬, 철분, 아연, 구리, 망간 같은 미네랄 섭취가 균형을 이루도록 신경 써야 한다. 신체 조직 내의 칼슘, 나트륨, 칼륨 같은 물질이 과잉되면 만성피로를 유발하므로 균형 잡힌 미네랄 섭취가 중요하다. 특히 칼륨, 칼슘은 갑상선 기능 저하와 연관되는데, 갑상선 기능이 저하되면 쉽게 피로를 느낀다. 또 철의 결핍으로 인한 빈혈이 오면 쉽게 숨이 가빠지고 피로를 느낀다.

현대인에게 익숙한 불면증은 체내에 철이나 마그네슘이 결핍되면 찾아온다. 전전반측하며 좀처럼 잠을 이루지 못하거나 잠을 자도 자꾸 깨거나 뒤척이느라 깊게 자지 못한다. 그러니 늘 피로감에 젖어서 산다. 마그네슘은 근육 이완 효과가 있어서 밤에 보충하면 숙면에 도움이 된다.

현대인의 골칫거리 중 하나인 비만은 다양한 원인으로 발생하지만, 결국 신체의 영양 섭취와 신진대사의 균형이 무너진 데서 비롯하는 것으로 수렴된다. 우리 몸에 철이 결핍되면 기초대사율이 떨어지고 체온이 내려가 에너지 소비를 감소시켜 비만을 유발한다. 비만 환자의 머리카락에 함유된 중금속과 미네랄을 검사해보면 미네랄의 불균형으로 인해 신체 기초대사율이 얼마나 떨어져 있는지 알 수 있다.

이런 비만 환자는 종합 미네랄 보충제를 섭취하여 미네랄 불균형을 효과적으로 바로잡음으로써 신체 기초대사를 조절하는 갑상선호르몬의 세포 내 효율을 증대시킨다. 그러면 요요 현상이나 영양 불균형 같은 부작용 없이 비만을 치료할 수 있다.

그럼 빈혈은 어떨까? 척추동물의 적혈구 속에 있는 헤모글로빈은 신체 조직으로 산소를 운반하는 복합단백질이다. 산소와 결합하면 선홍색을 띠고, 산소를 잃으면 암적색을 띤다. 철은 헤모글로빈의 구성 성분으로, 빈혈은 모두 철의 결핍으로 생긴다고 여기기 쉽다. 하지만 빈혈은 철이 과잉이어도 생길 수 있다. 구리는 철의 기초대사를 도와주는 효소의 구성 성분인데, 신체에 철이 충분하더라도 철의 기초대사를 도와주는 구리가 결핍되면 철은 제 역할을 하지 못한다.

그 반대로 구리가 과잉일 때도 빈혈이 올 수 있다. 구리와 철분은 몸에 흡수될 때 서로 경쟁 관계에 있기 때문이다. 또 중금속인 납은 헤모글로빈 형성을 방해하는 물질이므로 납이 과잉되면 빈혈을 일으킨다.

우리는 여드름 하면 흔히 사춘기에 일시적으로 겪는 피부 트러블 정도로 생각하기 쉬운데, 사실은 우리 몸의 면역계와 호르몬의 균형이 깨진 데서 오는 피부 질환이다. 우리는 대개 식생활을 통해 모든 영양소를 섭취하는데 저마다 체질에 맞춰 식단을 짜기는 거의 불가능하다.

미네랄 중에서도 아연이 결핍되면 여드름이 심해진다. 아연은 피부를 건강하게 하고, 항염증 작용을 하며, 남성 호르몬과 비타민 A에 관여한다. 또 나트륨과 마그네슘은 부신 기능에 작용하여 면역력을 높임으로써 여드름을 억제한다.

한편, 미네랄은 노화를 유발하는 프리 래디컬의 생성을 억제한다. 프리 래디컬로부터 세포를 지켜주는 영양소를 '항산화 영양소' 라고 하는데, 비타민C, 비타민E, 셀레늄이 그것이다. 또 망간, 아연, 구리 같은 것도 항산화 효소의 주요 구성 성분으로, 이것들이 결핍되면 노화가 빨리 온다.

또 면역계의 기능도 체내의 영양, 특히 미네랄이 균형을 이룬다면 적절한 면역 기능을 유지할 것이므로 미네랄의 균형 있는 섭취가 노화의 진행을 늦춰준다.

망막증을 합병으로 얻은 환자에게 마그네슘 결핍이 더욱 심하게 나타난 것은 미네랄의 결핍이 당뇨를 유발한다는 것을 보여준다.

미네랄의 특성과 신체에서의 작용

다양한 미네랄은 저마다 어떤 특성을 가졌고, 우리 몸에서 어떤 작용을 할까?

우선 미네랄은 우리 몸의 각 부분을 형성하는 필수 성분이다. 뼈와 치아 같은 경조직에서 칼슘과 인, 불소 같은 미네랄의 농도는 중요하다. 조직 발달에 직접적인 영향을 미치기 때문이다. **아연, 구리, 망간 같은 미네랄은 힘줄, 근육, 인대, 피부 같은 연조직의 형성에 꼭 필요하다. 우리 몸에서 중요한 기능을 담당하는 호르몬, 효소, 비타민 등은 미네랄을 구성 성분으로 함유한다.**

혈관이나 세포에 있는 물이 어떤 곳에서 다른 곳으로 옮겨가려면 반투과성 세포막을 통과해야 한다. 이를 '삼투현상'이라고 한다. 미네랄의 불균형은 체액의 축적이나 탈수를 일으키는데, 고혈압도 우리 몸속 미네랄 농도의 불균형으로 삼투압 조절 능력이 떨어져 혈액 중 수분이 빠져나가 혈액의 농도가 진해짐으로써 생기는 질병이다.

미네랄은 우리 몸에서 일어나는 여러 가지 반응에서 촉매 역할을 한다. 당질, 지질, 단백질을 분해하는 과정에서 에너지를 내는 반응을 활성화하는 데 중요한 역할을 하고, 포도당으로부터 글리코겐을, 지방산과 글리세롤로부터 지질을, 아미노산으로부터 단백질을 합성하는 데 필수적인 역할을 한다.

가령, 마그네슘은 탄수화물, 단백질, 지방의 분해 및 합성에 필요하고, 구리, 칼슘, 망간, 아연 같은 미네랄은 몸속의 이화작용과 동화작용의 촉매 역할을 하고, 효소의 구성 성분으로도 필요하다.

그 밖에 일부 영양소도 미네랄이 있으면 체내 흡수율이 더 높아지기도 한다. 가령, 분자가 매우 큰 비타민B12가 창자벽을 통과하려면 칼슘의 도움이 필요하다. 반면에 분자가 아주 작은 단당류가 체내에 흡수되려면 나트륨과 마그네슘의 도움이 필요하다.

미네랄은 우리 몸에서 해독 기능도 수행한다. 신체의 기초대사 중에 발생한 프리 래디컬이나 음식물 등을 통해 들어오는 외부 유입 독소를 해독하는 것이다. 그러므로 우리 몸의 미네랄 농도가 묽어지거나 균형이 무너지면 해독 능력이 떨어져 신체 장기가 중독되어 기능이 손상되고, 그러면 다시 독성물질이 늘어나는 악순환이 계속되면서 우리 몸은 온갖 질병에 취약해진다.

우리 몸은 일상의 세 끼 밥상만으로는 미네랄의 균형을 이루기가 어렵다. 그러므로 미네랄이 풍부하게 살아있는 물질을 섭취할 필요가 있다. 바로 퓨리톤 원액을 생수에 희석하여 마시는 것이다.

미네랄에는 유기 미네랄과 무기 미네랄이 있다. 식물이나 동물의 세포에 함유된 유기 미네랄은 활성 미네랄이라고 하여 우리 몸이 흡수할 수 있는 미네랄이다. 반면에 공기, 흙, 물에 함유된 무기 미네랄은 우리 몸이 흡수할 수 없고 광합성 작용을 하는 식물만 흡수할 수 있는 것으로 여겨왔다. 무기 미네랄은 뛰어난 약성을 지녔지만, 독성도 함께 지니고 있어서 음식을 통해 간접 흡수하는 것이 바람직하며, 만약 광물에 함유된 미네랄을 직접 섭취하면 독성까지 섭취하게 되어 다른 질병에 걸릴 것을 염려했기 때문이다.

그러나 무기 미네랄이라고 해서 체내에서 이온화가 전혀 안 되는 것은 아니며, 유기 미네랄이라고 해서 체내에서 이온화가 전부 다 되는 것은 아니다. 이처럼 무기와 유기를 명확하게 구분하기는 어려운 일이어서 무기 미네랄을 섭취하면 무조건 인체에 해롭다는 주장 역시 전적으로 받아들일 수 없다.

그렇다면 어떻게 해야 할까?

미네랄을 유기와 무기로 구분하는 것보다는 미네랄의 공급원과 체내 흡수율을 고려하여 분류하는 것이 더 타당하다 할 것이다. 그럼 여기서는 퓨리톤 미네랄을 유기 미네랄에 비교하여 퓨리톤 미네랄의 뛰어난 효과를 알아본다.

유기 미네랄은 앞서 말한 대로 식물이나 동물의 체내 조직에 유기 화합물 형태로 존재하는데, 인체 흡수율은 25~30%다. 그런데 콜로이달 미네랄은 세계 최초로 개발된 퓨리톤 미네랄로, 나노입자 크기로 분쇄한 무기 미네랄광물질을 원료 혼합과 액상화 공정을 거쳐 콜로이드 상태로 추출한 미량원소여서 유기 미네랄보다 흡수율이 더 높다.

퓨리톤 미네랄에는 또 이온 미네랄이 있는데, 이온 상태 또는 나노

단위로 완전히 녹아 있는 액체 상태의 미네랄이다. **이온 미네랄은 혈액 세포보다 입자 크기가 훨씬 작은 천연 상태여서 체내 흡수율이 무려 98%나 된다. 그래서 식음료로 사용되고, 의약품과 화장품 등에도 사용된다.**

퓨리톤 미네랄은 무기 미네랄의 독성 위험요소를 제거함으로써 미국 FDA식품의약국**의 안정성 테스트를 통과하여 약성을 가장 효과적으로 섭취할 수 있는 건강식품으로 성가를 높이게 되었다.**

퓨리톤 미네랄은 -275mV의 높은 음이온ORP을 발산하고, 액체 내에서 원적외선을 방사한다. 그리하여 인체 유해균을 100% 사멸하는 반면 인체 유익균은 오히려 증식시킨다.

정리하자면, 인체 영양소 섭취의 신기원을 연 퓨리톤 미네랄은 면역 세포를 증식하는 한편으로 각종 암세포를 현저하게 억제하거나 사멸시키는 등 무기 미네랄이 지닌 치료 약성을 100% 흡수하는 반면, 아직껏 어떤 부작용이나 문제도 발견되지 않았다.

미네랄은 우리 몸의 조율사

우리 몸에서 미네랄의 균형이 세포, 체액, 효소, 근육, 골격 등의 형성에 필수라는 것은 현대과학이 규명하고 있다. 몸속의 미네랄이 결핍되거나 균형을 잃으면 각종 장기의 생화학 기능과 면역 기능이 떨어진다. 그러면 인체에서 음양의 균형이 무너지면서 질병에 걸리기 쉽다. 미네랄은 비록 소량이지만 이처럼 우리 몸의 모든 기초대사에 관여하는 조율사라고 할 수 있다.

우리 몸에 미네랄이 결핍되면 신경이 불안정해져서 자기도 모르게 짜증을 내고 매사에 부정적으로 반응하게 된다. ADHD주의력결핍과잉행동장애 **증상을 보이는 아이들이 대부분 미네랄 결핍과 중금속**납, 알루미늄, 수은 **과잉을 보이는 것만 봐도 알 수 있다. 이때 결핍된 미네랄이 철분이라는 논문이 나와 주목받고 있다.**

프랑스 의학자 에릭코노팔 박사가 이끄는 연구팀은 최근 논문에서 "철분 결핍으로 뇌 내부의 신경전달물질인 도파민에 이상이 생겨 ADHD 증상이 나타나는 것"으로 분석했다.

실증 작업에 들어간 연구팀은 ADHD 증상을 보이는 어린이 53명과 대조 그룹으로 설정한 건강한 어린이 27명을 대상으로 혈중 패리틴철을 함유하고 철의 흡수에 관여하는 복합단백질 농도를 측정하는 방식으로 혈중 철분농도를 측정했다. 그랬더니 ADHD 증상의 어린이 84%53명 중 42명의 패리틴 농도가 정상 수치에 미치지 못하고, 건강한 어린이는 18%27명 중 5명만이 정상 수치에 미치지 못한 것으로 나타났다.

또 미네랄이 결핍되면 기억력, 판단력, 집중력이 모두 떨어진다. 술을 마시면 알코올을 해독하느라 소변량이 늘어나는데, 이때 소변과 함께

유실되는 것이 해독, 효소와 관련된 다량의 미네랄이다. 그러므로 이처럼 물과 함께 유실되는 미네랄에 주목할 필요가 있다. 미네랄은 체내 수분의 이동을 조절하는 영양소이기 때문이다. 또 미네랄은 신경과 전기를 전달하는 물질이어서 미네랄이 결핍되면 기억력이 감퇴하여 건망증이 심해진다.

앞에서 미네랄 가운데 아연이 결핍되면 아토피성 피부염이 생긴다고 했는데, 그 밖에도 집중력, 기억력, 두뇌 활동이 저하되는 등 다양한 문제를 일으킨다. 아연은 '피부 미네랄', '학습 미네랄' 등과 같은 숱한 별명을 얻을 만큼 다양한 효과를 자랑한다.

칼슘 역시 '학습 미네랄'이라고 할 만큼 기억력과 집중력 향상에 효과를 보이는데, 흥분을 빠르게 가라앉히는 뇌세포의 신경안정제로도 작용한다. 따라서 불면증 치료에도 탁월한 효과를 보인다. 신경안정제라면 마그네슘도 칼슘에 못지않아서, 흥분을 가라앉히고 스트레스를 해소하는 천연진정제로 불린다. 마그네슘이 결핍되면 우울증, 두통, 불안증, 불면증이 심해지고 더욱이 성장기 어린이의 성장통을 일으킬 수도 있으므로 각별하게 살펴야 한다.

이온 상태에서 미네랄은 대부분 외부에서 들어오는 정보를 취사선택하여 받아들이는 정보의 안테나 역할을 한다. 그리고 뇌에서 세포로 전달되는 모든 정보의 전달자 역할도 한다. 그래서 미네랄을 '인체의 조율사'라고 하는 것이다.

현대인은 '백세 시대'를 말할 만큼 평균수명은 늘어났지만, 온갖 현대병에 노출되어 건강수명은 그다지 늘어나지 못했다. 그렇다면 건강을 어떻게 관리해야 오래 건강하게 살 수 있을까?

현대인에게 가장 치명적인 병은 아직도 암이지만 치매는 개인을 넘어 사회문제가 되는 가장 심각한 질병이다. 암은 현대인의 목숨을 위협해왔지만, 치매는 현대인의 삶을 위협하고 있다. 평균수명이 늘어나면서 치매가 더욱 문제가 되고 있지만, 발병 연령대도 더 내려오고 있어서 심각하다.

치매를 예방하려면 뇌의 효소를 만드는 지방과 단백질, 뇌의 에너지원인 포도당과 포도당 생성을 촉진하는 비타민B1이 필요하므로 포도, 양파, 녹황색 채소, 달걀노른자를 충분히 섭취하는 것이 좋다. 특히 섬유질이 많은 고구마, 칼륨이 많은 감자도 좋다. 칼륨은 미역, 말린 무, 표고버섯에도 많다. 이 가운데 칼륨이나 요오드 같은 무기질 영양소는 광물에서 추출한 천연 미네랄로 섭취하는 것이 좋다. 퓨리톤은 광물에서 처음으로 독성을 제거하고 추출에 성공한 천연미네랄이다.

위에서 말한 식품에 들어 있는 영양소들은 치매뿐만 아니라 뇌졸중중풍, 고혈압, 당뇨 등의 질환을 개선하는 데도 필요하다.

이 가운데 당뇨는 약이나 인슐린 못지않게 식이요법과 운동요법도 절대적이다. 특히 한방에서는 '3쾌 요법'을 제일로 손꼽는데, 즉 쾌면, 쾌식, 쾌변의 세 가지를 말한다. 사실 이 3쾌는 당뇨뿐 아니라 만병을 예방하고 다스리는 비법이라 해도 과언이 아니다. 건강을 유지하는 데 잘 먹고, 잘 싸고, 잘 자는 것보다 중요한 것이 어디 있겠는가.

3장

광물의학의 밝혀진 비밀

*

퓨리톤은 미국 FDA 승인 연구소인 AAL에서

피부와 눈에 대한 유독성과 체외 안전성 그리고

항박테리아, 유인균 실험 등 테스트한 결과 모두 인체에 안전하다는 평가를 받았다.

최상 등급으로 테스트를 통과한 것이다.

이런 테스트 결과는 퓨리톤의 안전성을 완벽하게 보증한 것으로,

퓨리톤에 대한 어떤 추가 테스트도 필요 없이 OTC 제품

즉, homeopathic (NDC) 의약으로 제조하여 시판할 수 있다는 것을 의미한다.

광물의 주요 성분

미네랄은 생명의 꼭지점

우리 몸에서 발견되는 1,300여 가지의 효소들이 1,000억 개의 인체 세포에서 발생하는 15만 가지의 생화학적·정기적 반응을 수행한다. 이들 효소의 기능이 멈추면 우리 몸의 모든 기능도 따라서 멈춘다. 모든 신경 전달이 멈춤으로써 아무런 감각도 없게 된다. 곧 죽는다는 뜻이다. **미네랄이 결핍되거나 균형을 잃으면 이들 효소의 기능에 이상이 생기고, 우리 몸은 허약해져 질병의 위협에 손쉽게 노출된다.**

그런데 인간뿐 아니라 지구의 어떤 생명체도 미네랄을 체내에서 자가 합성하지 못하면, 반드시 외부에서 단일 원소의 영양소로 섭취해야 생명을 보존할 수 있다.

다음 그림에서 보듯 미네랄은 우리 몸의 에너지를 전달하는 생명의

어 소변과 함께 유실된다. 그러면 미네랄 결핍으로 기억이 감퇴하여 무슨 말을 하는지도 모른 채 횡설수설하게 된다.

이때 숙취도 미네랄의 결핍 때문에 생긴다. 술이 깨는 과정에서 이온 미네랄이 대이동을 하는 가운데 두통, 메스꺼움, 무기력증 같은 숙취가 생기는데, 술이 완전히 깨기 직전에 가장 심해진다. 흔히 전날 밤늦게까지 술을 마시고 아침에 해장국을 먹으면서 숙취가 말끔하게 풀린다고들 하는데, 물론 해장국의 효과도 없지는 않겠지만 술이 다 깰 시간이 되어서 숙취가 가신 것뿐이다.

02

*

작용에 대한 고찰

퓨리톤이 점점 더 필요해지는 세상

현대의학은 화학물질을 사용한 치료제와 치료법을 개발하여 숱한 질병을 극복하고 인간의 평균기대수명을 획기적으로 늘려왔다. 그러나 항생제와 같은 화학약품의 남용으로 인체의 자가 면역 기능이 현저히 떨어지면서 치명적인 문제들이 새롭게 야기되었다. 게다가 건강수명은 평균기대수명이 늘어난 만큼 늘어나지도 못했다. 수명은 길어졌지만 건강하지 못한 몸으로 오래 살게 된 것이다.

이에 인체의 자가면역력을 다시 높이는 연구를 하다가 과거 인류가 천연광물에서 추출한 약성 물질로 면역력을 높이고 질병을 치료한 사실을 발견했다. 19세기 이후 구미에서는 광물의학을 대체의학으로 발전시켰다. 천연광물에서 각 질병에 효과적인 약성을 찾아내 의약품, 식품, 화장품 등의 재료로 다양하게 쓰였다.

"우리 생명의 근원은 토양이다."

1912년, 노벨의학상을 받은 의학자 알렉시스 카렐이 한 말이다. **비타민을 신봉하던 서구 사회에 던진"미네랄이 결핍되면 비타민도 아무 쓸모가 없다"는 연구 결과는 충격이었다.**

"세계 인구의 3분의 1이 현재 미네랄 결핍에 시달리고 있으며, 이런 미네랄 결핍이 정신적 · 신체적 발육 부진은 물론 지능지수까지 15% 떨어뜨리고 있다."

2004년, 앞선 충격이 채 가시기도 전에 유니세프가 보고서에서 밝힌 사실이다.

미네랄이 열어젖힌 새로운 길

광물은 탁월한 효능의 약성을 함유하고 있지만, 독성도 함유하고 있어서 광물 그대로는 약품을 생산할 수 없다. 이에 우리 미국 연구소는 오랜 연구 끝에 독성을 제거한 100% 순수 광물추출물인 퓨리톤 미네랄 워터 생산에 성공했다.

그리하여 **미국 FDA으로부터 성분 분석, 독성 분석, 영양 분석을 거친 끝에 NDC**일반의약품**를 획득하여 일반의약품 외에도 식품첨가제, 화장**

품 등의 생산 재료로 사용할 수 있게 되었다. 이제 인류는 천연 스테로이드의 대체재를 찾은 것이다.

그렇다면 퓨리톤은 어떤 과정을 거쳐 추출되고, 어떤 효능을 가진 성분을 함유하며, 어떤 상태로 유통되는 물질일까?

퓨리톤은 몬모릴나이트, 벤토나이트, 일라이트같은 점토광물을 나노입자 크기로 잘게 분쇄하여 원료 혼합 및 액상화 공정을 거쳐 추출된 콜로이드 상태의 미량원소가 풍부하게 함유된 복합 미네랄 물질이다. 콜로이드 미네랄은 이온 상태나 나노입자1nm=10억 분의 1m **크기로 액체에 완전히 녹은 채로 존재한다.** 1nm나노미터는 성인 머리카락 굵기의 10만분의 1에 해당한다.

이처럼 퓨리톤은 액체 상태의 미네랄로 체내 흡수율이 98%에 이르며, 혈액세포보다 입자가 훨씬 작은 천연상태이므로 체내 흡수 및 소화력이 뛰어나서 의약품 외에도 식품과 화장품 등에 널리 활용되고 있다.

퓨리톤은 미량원소별로 우리 몸의 기초대사 및 면역 기능을 강화하는 효능이 확인되면서, 미네랄 결핍과 불균형으로 오는 우리 몸의 주요 질병을 치료하는 획기적인 길이 열렸다.

퓨리톤은 병원성 미생물포도상구균, 대장균, 녹농균, 살모넬라균, 칸디다균을 24시간 안에 100% 사멸시키는데, 일주일이 지난 후에도 세균이 다시 발생하지 않을 만큼 탁월한 살균력을 보였다. 그러나 이런 살균력보다 중요한 것은 유산균 같은 인체에 유익한 균은 살린다는 것이다. 오히려 유익균은 증식시키는 것으로 나타났다. 더불어 건강 세포의 면역력은 살리면서 나쁜 암종 세포는 활동을 억제하는 효능이 있는 것으로 판명되었다. 반면에 화학약품인 항생제는 유해균과 함께 유익균도 모조리 사멸시킴으로써 많은 사람이 슈퍼박테리아에 감염되어 목숨을 잃고 있다.

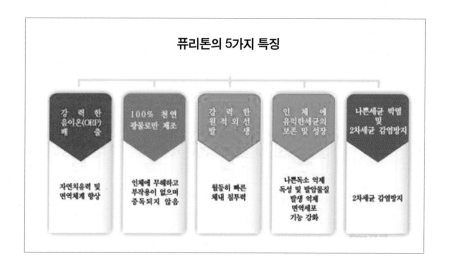

퓨리톤의 검증 내용

살 바이러스 효과 실험	hCov-OC43, SARS-CoV-2 (COVID-19) Institute for Antiviral Research, USU
항바이러스	지카(MR766 Uganda), 조류독감(H5N1), Institute for Antiviral Research, USU
AIDS 바이러스(HIV), 살 바이러스 효과 실험	Human Immunodeficiency Virus (HIV-1, sfiain Mn: ZeptoMetrix #0810027CF) BIOSCIENCE, LABORATORIZ, LLC
항 박테리아 실험	미국 FDA 실험시료 (M1606100023), Adamson Analytical Lab (대장균, 포도상구균, 녹농균, 살모넬라균, 칸디다균 이상 5개종)
검은 곰팡이증 항균효과 실험	Mucor circinelloides (ATCC #24905) 거미줄 곰팡이증 항균효과 실험 Rhizopus stolonifer (ATCC #14037) Analytical Lab
동신대학교 항암실험	동신대학교(안전성 검증(면역기능), 유방암, 간암, 폐암)
UCI 항암실험	실험시료 (Iot# CP-021917), University of Califarnai Irvine. (전립선암, 난소암, 혈액암-별혈병, 피부암-흑색종, 신장암 이상 5개종)
항천식 효능	CON(정상동물군)을 이용한 항천식효능 검증, 동신대학교
유인균 실험	미국 FDA 실험시료 (M1607070026), Adamson Analytical Lab (락토바실러스 Lacto Basillus)
독성테스트	미국 FDA 실험시료 (M16002230001), Adamson Analytical Lab (간, 눈 피부)
안정성 시험	ICR mouse를 이용한 Puriton의 안전성 시험, 동신대학교
항균실험 (미생물 배양실험)	Puriton을 이용한 감수성 시험, 미생물 배양실험
상처치유분석	실험시료 (Iot# CP-021917), University of Califarnai Irvine. (상처 치유의 속도와 정도를 분석 - 퓨리톤, 밴드에 이드, 식염수 3종 비교 분석)
음이온 (ORP) 측정실험	미국 FDA 실험시료 (FDA #203073-0), Adamson Analytical Lab

03

퓨리톤의 효능 실증

논문으로 입증한 퓨리톤의 효능

퓨리톤의 항균, 항바이러스 효능은 이미 미국 FDA, 국내 유수의 연구소를 통해 그 효과가 입증되었다. 나아가 SCI급 국제학술지에 그에 관한 연구 논문이 등재됨으로써 퓨리톤 천연미네랄의 살균, 살바이러스 효능뿐 아니라 섭취 시의 체내 안전성까지 입증되어 더욱 각광받게 되었다.

SCIScience Citation Index는 미국 학술정보회사 톰슨사이언티픽이 선정하는 우수 과학 학술지 데이터베이스를 의미하는 '과학기술논문 인용색인'의 줄임말이다. SCI의 온라인 버전 확장판으로는 SCIEScience Citation Index Expanded가 있다. 국내 과학계에서는 SCI에 포함된 학술지에 논문을 얼마나 많이 게재했느냐에 따라 과학자의 연구 업적을 평가

하는 관행이 있다. 관련 논문에서는 퓨리톤으로 총 9가지 병원성 균주와 2가지 종류의 바이러스, 그리고 6개월에 걸쳐 장기간 섭취 시에 신체기관에 미치는 영향을 실험을 통해 조사한 자료와 결론을 담고 있다. 이때 실험 대상으로 쓰인 병원성 균주는 살모넬라균, 대장균, 녹농균, 알칼리제니스페칼리스균, 황색포도상구균, 엔테로코쿠스 페칼리스, 미구균, 치구균, 고초균이다.

WHO세계보건기구**에 따르면 2018년 세계에서 가장 일반적인 사망 원인은 세균 감염에 의한 것이며, 2012년에는 어린이들이 감염에 따른 설사로 사망한 숫자가 에이즈, 말라리아, 홍역으로 사망한 숫자를 다 합한 것보다 더 많았다.**

살모넬라, 대장균, 녹농균은 신체기관에서 발생하는 다양한 기회감염성 질병에 직간접적인 관련이 있고, 알칼리제니스페칼리스균은 만성 화종성 중이염, 복막염, 연조직 감염 등을 유발할수 있으며, 엔테로코쿠스 페칼리스균은 심내막염, 요로 감염증, 수막염, 패혈증과 같은 질병 유발을 할 수 있다. 그리고 미구균은 패혈성 쇼크, 치구균은 결핵, 고초균은 식중독 등의 원인이 될 수 있는 사람의 건강에 민감하게 작용한다. 또 미생물 감염은 당뇨와 같은 대사 질환 위험을 증가시킬 수 있다.

학술지에 언급된 실험 결과에 따르면 퓨리톤이 거의 100%의 균을 사멸시키고 번식을 차단했다는 것을 볼 수 있다. 2016년 브라질을 두려움에 떨게 한 지카 바이러스, 우리나라 양계업에 큰 타격을 주곤 하는 조류독감 바이러스 또한 에탄올과 거의 같은 수준으로 바이러스 증식을 억제하고 사멸시킨 결과를 보여준다.

음이온과 활성산소

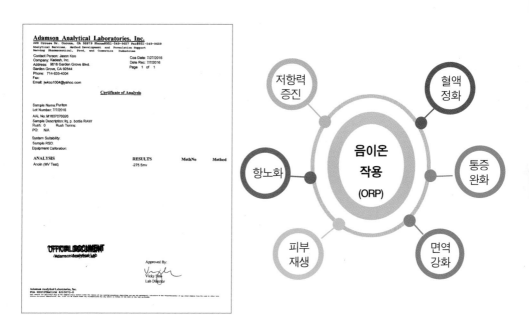

위 그림은 음이온의 작용을 보여준다. 이온은 공기 중에 떠 있는 전기적 성질을 가진 공기 에너지라고 하는데, 사전의 의미로는 '전하를 가진 원자 또는 원자단'을 말하는데, 중성인 원자 또는 원자단이 전자

를 한 개 이상 잃거나 얻을 때 생긴다. 양(+)의 전기를 띤 것을 양이온, 음(-)의 전기를 띤 것을 음이온이라고 한다.

　음이온은 생체 내 세포, 신경 등 우리 몸 전체에 좋은 영향을 주어 질병을 치료하고 건강을 증진하는 기능이 있다. 음이온은 주로 산속, 바닷가, 계곡 등에 풍부하게 분포되어 있는데, 몸에 음전위를 부가시키면 생체 내에 음이온 효과가 발생하여 질병을 억제하고 건강을 증진한다. 음전위는 우리가 사용하는 상용 교류전압 중에서 마이너스(-) 전압을 말한다. 이처럼 퓨리톤은 인위적 음이온이 아닌 천연 음이온이므로 그 효능이 탁월하고 오래 지속된다.

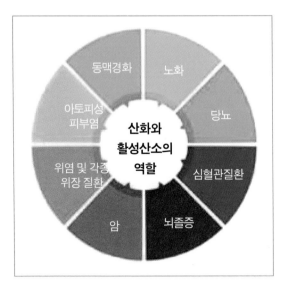

　옆 그림은 산화와 활성산소의 역할을 나타낸 것이다. 음이온의 효과 가운데 최고는 그림과 같이 각종 질병의 원인이 되는 활성산소를 중화하여 독성을 제거하는 것이다. 활성산소는 건강한 세포를 공격하여 상처를 입히고 혈관을 공격하여 동맥경화, 뇌졸중, 심장병을 유발한다. 음이온은 이처럼 강력한 독성을 가진 활성산소를 중화시키는데, 피부와 호흡기 그리고 소화기로 흡수된 음이온은 혈액에 의해 몸 전체로 운반되어 활성산소에 전자를 공급함으로써 활성산소가 가진 독성을 제거한다.

퓨리톤의 항세균 실험 결과

Adamson Analytical Laboratories, Inc.
Company: Kadesh, Inc.   Contact Person: Jason Koo
Sample Name: Puriton water (Clear Liquid)
AAL Number: M1606100023
Date Received: 06/10/2016 : Date Reported: 06/28/2016

1. **Summary on the Microbiological Challenge**
   The microbial enrichment are grown to around 1,000,000 CFU/ml. Each microbe are added to sample and water(10 totals).Baseline equal to 10+5 to 10+6 Cfu/ml of liquid sample. AAL compared various bacteria growth between purified water and water sample (M1606100023) over a period of 24 hours and 7 days for a microbial challenge of 5 microbes.
   1. *Escherichia coli*
   2. *Staphylococcus aureus*
   3. *Pseudomonas aeruginosa*
   4. *Salmonella typhimurium*
   5. *Candida albicans*

2. **Results**

Bacteria Type	Baseline (CFU / mL)	Sample Type	Plate counts after 24 hours (CFU/ mL)	Plate counts after 7 days (CFU/ mL)
E. coli	5.0×10^5	Purified Water	3.5×10^6 (Figure 1B)	-
	(Figure 1A)	Water Sample	0 (Figure 1C)	0 (Figure 1D)
S. aureus	4.5×10^6	Purified Water	8.0×10^5 (Figure 2B)	-
	(Figure 2A)	Water Sample	0 (Figure 2C)	0 (Figure 2D)
P. aeroginosa	3.6×10^5	Purified Water	5.7×10^6 (Figure 3B)	-
	(Figure 3A)	Water Sample	0 (Figure 3C)	0 (Figure 3D)
S. typhi	1.0×10^5	Purified Water	4.7×10^6 (Figure 4B)	-
	(Figure 4A)	Water Sample	0 (Figure 4C)	0 (Figure 4D)
C. albicans	6.3×10^5	Purified Water	5.6×10^6 (Figure 5B)	-
	(Figure 5A)	Water Sample	0 (Figure 5C)	0 (Figure 5D)

ADAMSON LAB
QA/QC DOCUMENTATION

〈대장균 배양 실험〉

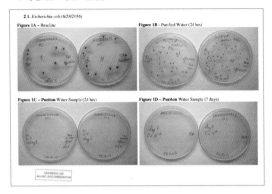

〈포도상구균 배양 실험〉

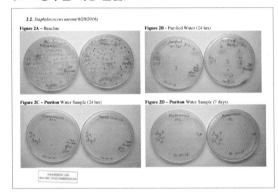

〈녹농균 배양 실험〉

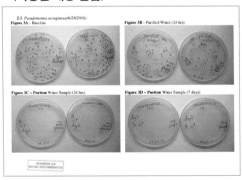

〈살모넬라균 배양 실험〉

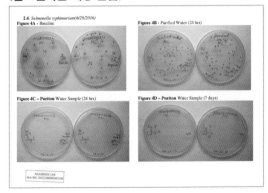

〈칸디다균 배양 실험〉

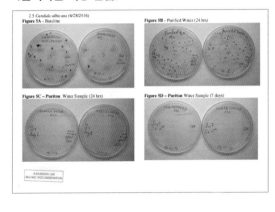

퓨리톤은 항세균 실험에서도 탁월한 효과를 보였다. 대장균, 포도상구균, 녹농균, 살모넬라균, 칸디다균 등 5가지 병원성 미생물에 대해 퓨리톤 미네랄이 강력한 살균 효과를 보인 것이다. 보통의 증류액에 담겨 있던 세균은 24시간 후에 조금도 줄지 않거나 오히려 늘어난 반면에 퓨리톤 용액에 담겨 있던 세균은 24시간 만에 전체가 사멸되었으며, 일주일이 지난 뒤에도 재생하지 않았다.

그 밖에도 락토바실러스 유산균 같은 유익균 실험에서도 주목할 만한 효과를 보였다. 퓨리톤 용액에 담아 놓은 유산균이 24시간 만에 눈에 띄게 증식한 것이다.

04

FDA 안전성 테스트

　퓨리톤은 미국 FDA 승인 연구소인 AAL에서 피부와 눈에 대한 유독성과 체외 안전성을 테스트한 결과 모두 인체에 안전하다는 평가를 받았다. 최상 등급으로 테스트를 통과한 것이다.

　이런 테스트 결과는 퓨리톤의 안전성을 완벽하게 보증한 것으로, 퓨리톤에 대한 어떤 추가 테스트도 필요 없이 OTC 제품을 제조하여 시판할 수 있다는 것을 의미한다.

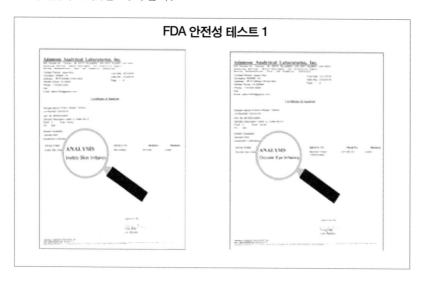

FDA 안전성 테스트 1

FDA 안전성 테스트 2

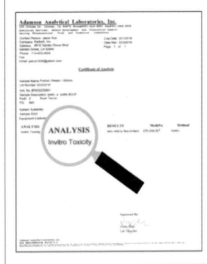
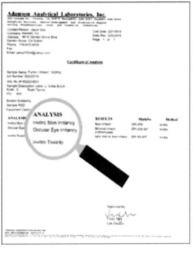

FDA 안전성 테스트 3

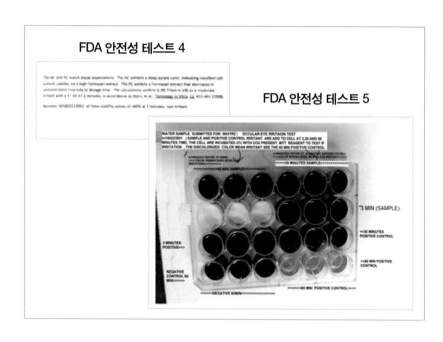

이렇게 안전성 테스트를 통과한 퓨리톤 미네랄을 원료로 생산한 각
종 Homeopathy 제품이 NDC를 획득함으로써 소비자가 시중에서 다
양한 형태의 제품으로 퓨리톤 미네랄을 손쉽게 섭취할 수 있는 길이
열렸다.

NDC National Drug Code, 국가 의약품 코드는 특별하고 증명된 제품을 선별
하여 의약품으로 안전하게 인체에 사용하도록 FDA에서 1972년에 만들
었다. FDA의 의약품 체계 관련법에 "상업적 목적의 모든 제조, 판매, 유통
되는 의약품은 FDA에 등록을 마쳐야 한다" 고 명시되어 있다. NDC에 등

록되면 식품의약국의 규정에 따른 의약품으로 분류되어 미국에서 판매할 수 있는 자격을 얻는 셈이다. 우리나라에서 NDC에 등록한 제품이 손가락에 꼽을 정도여서 통과 기준을 충족하기가 까다로운 것으로 정평이나 있다.

요/점/포/인/트 ─────────────── **퓨리톤의 기적**

화장품부터 의약품, 건강기능식품까지 다양한 제품을 연구해 시장에 소개하는 카데시인코퍼레이션에서 선보인 '퓨리톤'은 미국과 한국에서 연구 개발된 천연물질로 질병 치료와 피부 건강, 건강 밸런스를 유지시키는 제품에 사용된다. 강한 음이온을 발산해 인체 면역체계를 높여주고 유해 세균을 박멸하는 효과가 있어 의약품 및 건강기능식품에 많이 사용되고 있으며, 피부 치유력을 높여 화장품에도 많이 사용되고 있다. 특히 퓨리톤 미스트의 경우, 천연물질로 만들어져 진정 효과와 수렴 효과를 갖추고 있어 어떤 피부든 자극적이지 않은 것이 특징이다. 그 밖에도 미네랄 성분이 가득 함유되어 인체 흡수가 뛰어나고 면역력 강화에 도움을 주는 건강기능식품과 화학성분이 일절 첨가되지 않은 항균·항생 응급처치제 및 아토피 치료제 등 다양한 의약품도 함께 선보였다. 그뿐이 아니다. 퓨리톤은 코로나 바이러스 감염 치료제 개발에도 청신호를 밝혀주고 있다. 퓨리톤광물의학연구센터는 미국의 유타주립대학교에 의뢰해 광물에서 추출한 퓨리톤이 코로나 바이러스 치료 효과에 관한 실험 결과 효과가 탁월하다는 답변을 최근 전달받았다. 따라서 퓨리톤을 활용한 항바이러스물질이 코로나 바이러스 치료제로 상용화될 시기가 앞당겨질 것으로 보인다.

4장

과학실험에 의한 결정적 증거

*

퓨리톤의 항균, 항바이러스 효능은

이미 미국 FDA, 국내 유수의 연구소를 통해 그 효과가 입증되었다.

나아가 SCI급 국제학술지에 그에 관한 연구 논문이

등재됨으로써 퓨리톤 천연미네랄의 살균, 살바이러스 효능뿐 아니라

섭취 시의 체내 안전성까지 입증되어 더욱 각광받게 되었다.

SCIScience Citation Index는 미국 학술정보회사

톰슨사이언티픽이 선정하는 우수 과학 학술지 데이터베이스를 의미하는

'과학기술논문 인용 색인'의 줄임말이다.

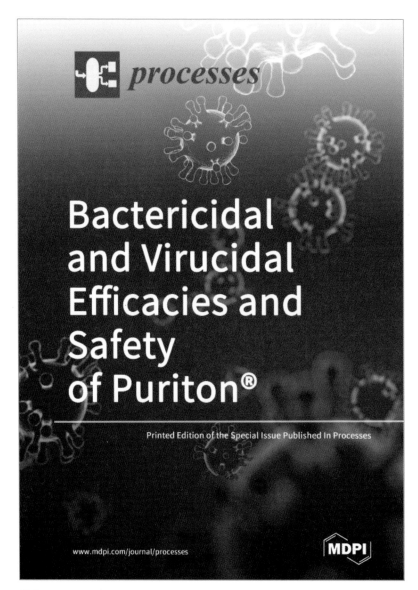

processes

Bactericidal and Virucidal Efficacies and Safety of Puriton®

Printed Edition of the Special Issue Published In Processes

www.mdpi.com/journal/processes

MDPI

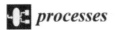

Article

Bactericidal and Virucidal Efficacies and Safety of Puriton®

So-Hyeon Bok [1,†], Min-Hee Kim [2,†], Soon-Young Lee [1], Chun-Sik Bae [3], Min-Jae Lee [4], Kwang-Ho Kim [3,*] and Dae-Hun Park [1,*]

1   College of Korean Medicine, Dongshin University, Naju, Jeonnam 58245, Korea; bok_23@naver.com (S.-H.B.); asy390@naver.com (S.-Y.L.)
2   Department of Forestry, Chonnam National University, Gwangju 61186, Korea; minhee3947@naver.com
3   College of Veterinary Medicine, Chonnam National University, Gwangju 61186, Korea; csbae0313@hanmail.net
4   Department of Veterinary Medicine, Kangwon National University, Gangwon 24341, Korea; mjlee@kangwon.ac.kr
5   Kadesh, Inc., Garden Grove, CA 92841 USA; david3188051@gmail.com
†   These authors equally contributed.
*   Correspondence: dhj1221@hanmail.net; Tel.: +82-10-9930-5494, david3188051@gmail.com; Tel.: +1-714-620-8866

Abstract: In 2016, infectious microbes were one of the leading causes of death, especially in developing countries. Puriton® is a mineral mixture consisting of biotite, kaolinite, montmorillonite, serpentine, clinochlore, and vermiculite, and evaluated antimicrobial activity in vitro and safety in vivo. Nine pathogens and opportunistic bacteria, namely *Salmonella typhimurium*, *Escherichia coli*, *Pseudomonas aeruginosa*, *Alcaligenes faecalis*, *Staphylococcus aureus*, *Enterococcus faecalis*, *Micrococcus luteus*, *Mycobacterium smegmatis*, and *Bacillus subtilis*, and the two viruses Zika and Influenza A/Duck/MN/1525/81 were used. A 26-week oral repeated safety study of Puriton® was conducted. Puriton® suppressed the bacterial proliferation, with a minimum proliferative rate of 91.1% in *B. subtilis* ATCC6633. The virucidal efficacy of Puriton® against Zika virus after 4 h and 18 h of contact time was significant in all groups treated with Puriton®. Twenty-six-week repeated oral administration of Puriton® was considered safe based on physiological results, such as behavior and blood cells/chemistry, and histopathological changes in the brain, heart, kidney, liver, and lung. We concluded that Puriton® exerted bactericidal and virucidal efficacies and was safe for 26-week repeated oral administration.

Keywords: Puriton®; mineral mixture; safety; bactericidal; virucidal

1. Introduction

In May 2018, the World Health Organization reported the top 10 causes of death in 2016 [1]. Although there was a difference in economic status between developed countries and developing countries, divided as low-income countries, lower-middle-income countries, upper-middle-income countries and high-income countries, the common death causes worldwide were bacterial infections. There were several deaths causes which were directly originated by microorganisms such as malaria, tuberculosis, and diarrheal diseases. In 2012, 2195 children died every day due to infected diarrhea, more than AIDS, malaria, and measles combined [2].

Bacterial infection results from the pathogenicity of bacteria. *Salmonella typhimurium* [3] and *Escherichia coli* [4] incur foodborne outbreaks, whereas *Pseudomonas aeruginosa* is related to many opportunistic infectious diseases in various organs [5]. *Alcaligenes faecalis*, a resident flora in the gastrointestinal tract, and may cause opportunistic infections, such as chronic suppurative otitis

01

✳

퓨리톤의 항바이러스, 살바이러스
(SARS-CoV-2, COVID-19)효과 검증

[Virucidal Efficacy Assay at Utah State University]

- The schematic procedure of virucidal test

- Virucidal Efficacy of puriton against SARS-CoV-2(COVID-19)

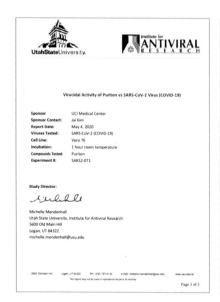

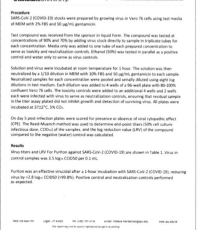

114

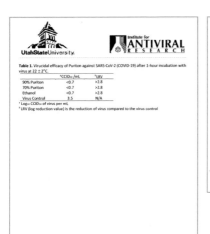

Table 1. Virucidal efficacy of Puriton against SARS-CoV-2 (COVID-19) after 1-hour incubation with virus at 22 ± 2°C.

	[a]CCID$_{50}$ /mL	[b]LRV
90% Puriton	<0.7	>2.8
70% Puriton	<0.7	>2.8
Ethanol	<0.7	>2.8
Virus Control	3.5	N/A

[a] Log$_{10}$ CCID$_{50}$ of virus per mL
[b] LRV (log reduction value) is the reduction of virus compared to the virus control

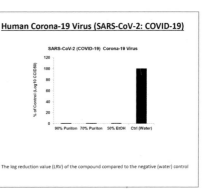

* The log reduction value (LRV) of the compound compared to the negative (water) control

8600 Old Main Hill   Logan, UT 84322   PH: (435) 797-4134   e-mail: michele.mendenhall@usu.edu   www.usu.edu/iar
This report may not be used or reproduced except in its entirety

Page 3 of 3

※ 알기 쉽게 요약해 드릴게요

1) Puriton 90 % 와 70 % 용액에 코로나-19 바이러스, SARS-CoV-2 Virus (COVID-19)를 1시간 동안 Incubation 한 결과 모두에서 코로나 -19 바이러스를 죽이는 효과가 있음.

2) 살 바이러스 (Virucidal) 효과는 50% Ethanol과 유사함.

3) 살 바이러스 (Virucidal) test에 사용된 코로나-19 바이러스는 현재 Coronavirus disease (COVID-19)를 일으키는 신종 Corona-19 virus, SARS-CoV-2 Virus 임.

4) 실험 결과에 기초 하면 Puriton은 Nasal spray, Mouth wash, Hand sanitizer 등으로 사용 하여 Corona-19 virus 감염을 예방 할 수 있다.

퓨리톤의 항바이러스, 살바이러스 (hCov-OC43)효과 검증

[Virucidal Efficacy Assay at Utah State University]

- The schematic procedure of virucidal test
- Virucidal Efficacy of Puriton against hCoV-OC43

Virucidal Activity of Puriton vs hCoV-OC43 Virus

Sponsor	UCI Medical Center
Sponsor Contact:	Jai Kim
Report Date:	March 17, 2020
Viruses Tested:	hCoV-OC43
Cell Line:	RD
Incubation:	1 hour room temperature 6 hours room temperature
Compounds Tested:	Puriton
Experiment #:	HCoV-027

Study Director:

Michelle Mendenhall
Utah State University, Institute for Antiviral Research
5600 Old Main Hill
Logan, UT 84322
michelle.mendenhall@usu.edu

5600 Old Main Hill   Logan, UT 84322   PH: (435) 797-4134   e-mail: michelle.mendenhall@usu.edu   www.usu.edu/iar
This report may not be used or reproduced except in its entirety

Page 1 of 3

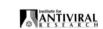

Procedure

Human coronavirus (hCoV-OC43) stocks were previously prepared in MEM with 2% FBS and 50 µg/mL gentamicin.

Test compound was received from the sponsor in liquid form. The compound was tested at concentrations of 90% and 70% by adding virus stock directly to sample in triplicate tubes of each for each concentration. Media only was added to one tube of each prepared concentration to serve as toxicity and neutralization controls. Ethanol (70%) was tested in parallel as a positive control and water only to serve as the virus control.

Solution and virus were incubated at room temperature for 1 hour and 6 hours. The solution was then neutralized by a 1/10 dilution in culture media (MEM+5% FBS+50 µg/mL gentamicin) to each sample. Neutralized samples were serially diluted using eight log dilutions in test medium. Each dilution was added to 4 wells of a 96-well plate with 80-100% confluent RD cells. The toxicity controls were added to an additional 3 wells and infected with virus (50 CCID50) to serve as neutralization controls, ensuring that residual sample in the titer assay plated did not inhibit spread and detection of surviving virus. All plates were incubated at 37±2°C, 5% CO2.

On day 6 post-infection plates were scored for presence or absence of viral cytopathic effect (CPE). The Reed-Muench method was used to determine end-point titers (50% cell culture infectious dose, CCID50) of the samples, and the log reduction value (LRV) of the compound compared to the negative (water) control was calculated.

Results

Virus titers and LRV for Puriton against hCoV-OC43 are shown in Table 1. Virus in control samples was between 2.4 - 2.8 log10 CCID50, limiting our detection in reduction of virus to 1.7 - 2.1 log10 CCID50.

Some toxicity was observed in the 1/10 dilution in both 70% and 90% Puriton samples, but it did not interfere with detection of virus.

Puriton was an effective virucidal after a 1-hour and 6-hour incubation against hCoV-OC43, reducing virus by 1.7-2.1 log10 CCID50. Positive control and neutralization controls performed as expected.

5600 Old Main Hill   Logan, UT 84322   PH: (435) 797-4134   e-mail: michelle.mendenhall@usu.edu   www.usu.edu/iar
This report may not be used or reproduced except in its entirety

Page 2 of 3

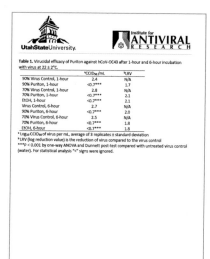

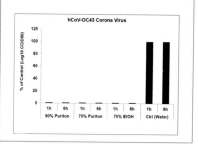

※ 알기 쉽게 요약해 드릴게요

1) Puriton 의 90 % 와 70 % 용액에 코로나 바이러스 (hCoV-OC43 Human Corona beta Virus)를 1시간, 6 시간 동안 Incubation 한 결과 모두에서 코로나 바이러스를 죽이는 효과가 있음.

2) 살 바이러스 (Virucidal) 효과는 70% Ethanol과 유사함.

3) 살 바이러스 (Virucidal) test에 사용된 Human Corona Virus hCoV-OC43 는 현재 Coronavirus disease (COVID-19)를 일으키는 Corona virus, SARS-CoV-2 (SC2)와 같은 beta type 임.

4) 실험 결과에 기초 하면 Puriton은 Nasal spray, Mouth wash, ethanol 을 대신하는 hand sanitizer 등으로 사용 하여 Corona virus 감염을 줄이거나 예방 할 수 있다.

5) 독성이 없는 Puriton 물질의 특성을 고려할 때 이후 치료제로 접근 하기 위해 추가 연구가 필요하다.

퓨리톤의 항바이러스, 살바이러스 (지카 · 조류독감) 효과 검증

[Virucidal Efficacy Assay at Utah State University]

-The schematic procedure of virucidal tes

t-Virucidal Efficacy of Puriton against Influenza

Virucidal Efficacy Assay

Sponsor: U.C. Irvine Medical Center

Sponsor contact: Jai Kim, PhD

Report Date: 26 July 2017

Virus: Zika (MR766 Uganda); Influenza A/Duck/MN/1525/81 (H5N1)

Samples tested: Puriton, lot# CP-051917, received 7/6/2017

Contact conditions: 22 ± 2°C; 4 hours, 18 hours

Procedure:
The compound was received as a liquid and tested undiluted and diluted to 50% in water. One mL of each drug dilution was added to tubes in triplicate for each time point and each virus tested. A negative control (water) and positive control (70% Ethanol) were included for each replicate. One set of toxicity control tubes was prepared in the same manner with no virus added to these tubes. Virus was added to the tubes for each time point (4 hour and 18 hour). Ten μl of Zika virus stock and 100 μl influenza A(H5N1) virus stock were added to respective tubes and mixed thoroughly. The H5N1 stock had a lower titer and therefore increased volume was required for testing, so the highest concentration of drug tested was 90% once virus was added, whereas it was 99% for Zika. Tubes were incubated at room temperature for 4 hours or 18 hours. Following incubation, samples were added to cell culture media at a 1/10 dilution and serial log dilutions were performed. Diluted samples were added to 4 wells each of a 96-well plate with 80-90% confluent MDCK cells for influenza and Vero 76 cells for Zika. Toxicity controls were diluted and plated in the same manner described above. Half of the uninfected control wells were spiked with virus (30 CCID50/well) to monitor for antiviral activity (neutralization controls) of the compound in the cells. Plates were incubated at 37 ± 2°C with 5% CO2. Cultures were scored for presence or absence of cytopathic effect (CPE) on day 3 for H5N1 and day 6 for Zika virus. The Reed-Muench method was used to determine end-point titers (50% cell culture infectious dose, CCID50) of the samples, and the log reduction value (LRV) of the compound compared to the negative (water) control was calculated.

One-way ANOVA with Dunnett post-test was performed using Prism™ for Mac (GraphPad) to compare all test groups to the negative control.

Page 1 of 3

Results:
Neutralization controls showed that virus was effectively detected in the titer assay. Toxicity controls showed that titer plates were valid and no toxicity was observed on the test plates. Virucidal results are in Tables 1 and 2.

For Zika virus, the 70% ethanol was fully effective, and untreated virus controls were as expected. The undiluted compound and 50% solution were effective virucidals with 4- and 18-hour contact times (Table 1).

For influenza A(H5N1) virus, the 70% ethanol was fully effective, and untreated virus controls were as expected. The undiluted compound was an effective virucidal with 4- and 18-hour contact times and the 50% solution was effective with 18 hours of contact time, but less effective with 4 hours of contact time (Table 2).

Michelle Mendenhall   7/26/17

Page 2 of 3

Table 1. Virucidal efficacy of Puriton against Zika virus after 4 or 18 hrs liquid-liquid contact at $22 \pm 2°C$

	Contact time (hr)	90% Puriton	50% Puriton	70% Ethanol	Water
[a]CCID$_{50}$ per 100 μL	4	0.7 ± 0.0***	0.7 ± 0.0***	0.8 ± 0.2***	5.0 ± 0.00
Log reduction value	4	>4.3	>4.3	4.2	n/a
[a]CCID$_{50}$ per 100 μL	18	[b]<0.7***	0.7 ± 0.0***	[b]<0.7***	5.2 ± 0.3
Log reduction value	18	>4.5	4.5	>4.5	n/a

[a] Log$_{10}$ CCID$_{50}$ of virus per 0.1 mL, average of 3 replicates ± standard deviation
[b] For statistical analysis "<" signs were ignored.
***$P < 0.001$ by one-way ANOVA and Dunnett post-test compared with untreated virus control (water)

Table 2. Virucidal efficacy of Puriton against Influenza A(H5N1) virus after 4 or 18 hrs liquid-liquid contact at $22 \pm 2°C$

	Contact time (hr)	90% Puriton	50% Puriton	70% Ethanol	Water
[a]CCID$_{50}$ per 100 μL	4	[b]<0.7***	1.9 ± 0.5***	[b]<0.7***	4.5 ± 0.2
Log reduction value	4	>3.8	2.6	>3.8	n/a
[a]CCID$_{50}$ per 100 μL	18	[b]<0.7***	<0.7***	[b]<0.7***	4.1 ± 0.4
Log reduction value	18	>3.4	>3.4	>3.4	n/a

[a] Log$_{10}$ CCID$_{50}$ of virus per 0.1 mL, average of 3 replicates ± standard deviation
[b] For statistical analysis "<" signs were ignored.
***$P < 0.001$ by one-way ANOVA and Dunnett post-test compared with untreated virus control (water)

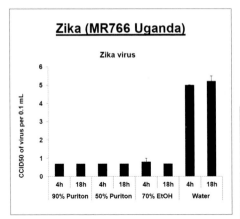

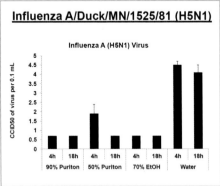

※ 알기 쉽게 요약해 드릴게요

1) Puriton 의 90% 와 50%에 지카 바이러스 (Zika virus)를 4시간, 18 시간 동안 Incubation 한 결과 모두에서 지카 바이러스를 죽이는 효과가 있음.

2) 조류 독감바이러스 (Influenza A (H5N1) 의 경우는 puriton 90% 에서 4시간, 18 시간 동안 Incubation 한 모두에서 바이러스를 죽이는 효과가 있음.

3) Puriton 50%에 조류 독감바이러스 (Influenza A (H5N1)를 18 시간 동안 둔 경우에도 바이러스를 죽이는 효과가 있음.

4) Puriton 50%에 조류 독감바이러스 를 4시간 둔 경우도 바이러스를 죽이는 효과가 있으나 18시간 동안 둔 경우보다 약간 작은 효과를 보임

5) Puriton은 지카 바이러스 (Zika virus)와 조류 독감바이러스(Influenza A (H5N1) 모두에 바이러스를 죽이는 효과가 있음.

04

퓨리톤의 살에이즈(AIDS) 바이러스(HIV) 실험

[Puriton HIV-1 Virucidal test]

AIDS Virus: Human Immunodeficiency Virus (HIV-1)

EXECUTIVE SUMMARY

STUDY NUMBER: 2104279-402

TITLE: A NON-GLP EVALUATION OF ONE TST PRODUCT WHEN CHALLENGED WITH HUMAN IMMUNODEFICIENCY VIRUS

SPONSOR: UC IRVINE
101 The City Drive South Building 55-Room 234
Orange, California 92868

TESTING FACILITY: BIOSCIENCE LABORATORIES, LLC.
1755 South 19th Avenue
Bozeman, Montana 59718

STUDY INITIATION DATE: 08/02/2020

STUDY COMPLETION DATE: 08/19/2021

This non-GLP study evaluated the virucidal properties of two concentrations of one test product when challenged with Human Immunodeficiency Virus type I (HIV-1) strain Mn. A Virucidal Suspension Test (In-Vitro Time-Kill method) based upon the ASTM E1052-20, *Standard Practice to Assess the Activity of Microbicides against Viruses in Suspension* was used. A positive control (70% Isopropyl Alcohol, IPA) and a negative control (Sterile Water) were tested concurrently. The percent and $\log_{10}$ reductions from the initial population of the viral strain was determined following exposure to the test products for 4 hours. Testing was *not* performed in accordance with Good Laboratory Practices, as specified in 21 CFR Part 58.

TEST PRODUCT:

Test Product #1: Puriton
Active Ingredients: Mineral
Lot Number: P-21-020121
Expiration Date: 02-01-2023

Positive Control: 70% Isopropyl Alcohol
Lot Number: 0523145
Expiration Date: 03/2024
Manufacturer: Medline

Negative Control: Sterile Water
Lot Number: 2012014
Expiration Date: 2022-12-02
Manufacturer: McKesson

CHALLENGE VIRAL STRAIN:

Human Immunodeficiency Virus (HIV-1, strain Mn; ZeptoMetrix #0810027CF)

HOST CELLS PREPARATION:

C8166 (Human T cell leukemia [ECACC #88051601])

RESULTS:

The following table presents the data from the Virus Control infectivity (TCID50), the post-exposure infectivity (TCID50), and the log10 and percent reductions observed following a 4-hour exposure of HIV-1, strain Mn; (ZeptoMetrix #0810027CF) to Test Product #1: Puriton (Lot # P-21-020121) at a 100% and 70% concentration.

TABLE

Test Product #1: Puriton
Virus: Human Immunodeficiency Virus (ZeptoMetrix #: 0810027CF)
Host Cell Line: C8166 (ECACC #: 88051601)
Volume Plated per Well: 1.0 mL

Dilution (-Log10)	Virus Control	Test Product				Neutralization Control			IP	Cytotoxicity Control				Cell Control
		100%	70%	PC	NC	TP-100%	PC	NC		100%	70%	PC	NC	
														0000
-2	NT	0000	0000	0000	++++	++++	++++	++++	NT	0000	0000	0000	0000	
-3	++++	0000	0000	0000	++++	++++	++++	++++	++++	0000	0000	0000	0000	
-4	++++	0000	0000	0000	++++	++++	++++	++++	++++	0000	0000	0000	0000	
-5	++++	0000	0000	0000	++++	++++	++++	++++	++++	NT	NT	NT	NT	N/A
-6	0+++	0000	0000	0000	0+0+	+++0	++++	++++	++++	NT	NT	NT	NT	
-7	0++0	0000	0000	0000	0000	0000	0000	0+00	00+0	NT	NT	NT	NT	
TCID50 (log10)	6.75	≤1.50	≤1.50	≤1.50	6.00	6.25	6.50	6.75	6.75	1.50	1.50	1.50	1.50	
Log10 Reduction	N/A	≥5.25	≥5.25	≥5.25	0.75	N/A								
Percent Reduction		>99.99	>99.99	>99.99	17.78									

+	CPE (cytopathic/cytotoxic effect) present		NC	Negative Control
0	CPE (cytopathic/cytotoxic effect) not detected		VC	Virus Control
NT	Not tested		PC	Positive Control
N/A	Not applicable		IP	Initial Population
CT	Cytotoxicity		TP	Test Product

STUDY CONCLUSIONS:

Under the conditions of this evaluation Test Product #1, Puriton, (Lot # P-21-020121), reduced the infectivity of HIV-1 (ZeptoMetrix #0810027CF) by ≥5.25 log10 (>99.99%) following a 4-hour exposure when tested at a 100% and 70% concentration.

Under the conditions of this evaluation the Positive Control, 70% Isopropyl Alcohol (Lot #0523145 Medline), reduced the infectivity of HIV-1 (ZeptoMetrix #0810027CF) by ≥5.25 log10 (>99.99%) following a 4-hour exposure.

Under the conditions of this evaluation the Negative Control, Sterile Water (Lot #2012014 McKesson), reduced the infectivity of HIV-1 (ZeptoMetrix #0810027CF) by 0.75 log10 82.22%) following a 4-hour exposure.

ACCEPTANCE:

Study Director: _Kelly Burningham_____   08-19-2021
                        Kelly Burningham   Date of Study Completion

122

Virucidal test (HIV-1 Virus)

1) AIDS Virus: HIV-1
  Human Immunodeficiency Virus (HIV-1, sfiain Mn; ZeptoMetrix #0810027CF)

2) Host Cells: C8166 (Human T cell leukemia [ECACC #88051601]

3) A Virucidal Suspension Test (In-Vitro Time-Kill method)

4) The Data method :
  The Virus Control infectivity (TCID50),
  log reduction value (LRV)

TEST PRODUCT

Test Product #1:   Puriton
Active Ingredients: Mineral
Lot Number: P-21-020121
Expiration Date: 2/1//2023

Positive Control: 70 % Isopropyl Alcohol
Lot Number: 523145
Expiration Date: 03//2024
Manufacturer: Medline

Negative Control: Sterile Water
Lot Number: 2012014
Expiration Date: 12/2//2022
Manufacturer: McKesson

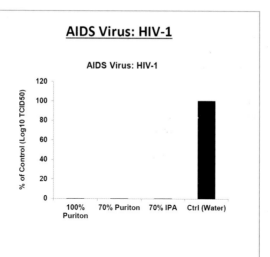

AIDS Virus: HIV-1

AIDS Virus: HIV-1

% of Control (Log10 TCID50)

120 100 80 60 40 20 0

100% Puriton   70% Puriton   70% IPA   Ctrl (Water)

* The percent reduction of the compound compared to the negative (water) control

---

※ 알기 쉽게 요약해 드릴게요

1) Puriton 100 % 와 70 % 용액에 AIDS 바이러스, HIV-1를 4시간 동안 Incubation 한 결과 모두에서 99.9 % 이상 AIDS 바이러스, HIV-1 를 죽이는 효과가 있음.

2) 살 바이러스 (Virucidal) 효과는 양성 대조물질 70% IPA 와 유사함.

3) Puriton은 살 바이러스 (Virucidal) 효과를 보이는 범위에서 세포 독성이 없음.

4) 살 바이러스 (Virucidal) test에 사용된 HIV-1 바이러스는 후천성 면역결핍증 (AIDS)을 일으키는 원인 Virus 임.

5) 실험 결과에 기초 하면 Puriton은 여러 형태의 방법으로 AIDS 바이러스, HIV-1 감염을 예방 하는데 사용 할 수 있다.

05

퓨리톤의 검은털곰팡이증(mucormycosis) 항균 효과 실험

Mucormycetes Efficacy Assay at AAL (미국 FDA 실험자료 M2108130020)

1) Mucor circinelloides (ATTC#24905)

2) Rhizopus Stolonifer (ATCC #14037)

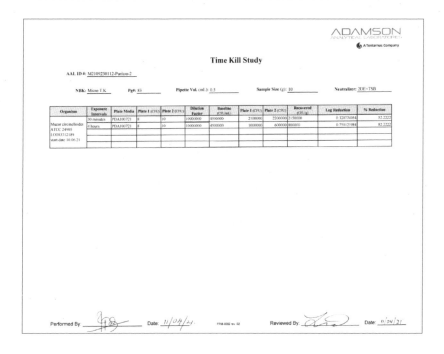

ADAMSON
ANALYTICAL LABORATORIES
A Tentamus Company

Time Kill Study

AAL ID #: M2109230112-Pariton-2

NBK: Micro T.K.   Pg#: 83   Pipette Vol. (ml.): 0.5   Sample Size (g): 10   Neutralizer: 2DE+TSB

Organism	Exposure Intervals	Plate Media	Plate 1 (CFU)	Plate 2 (CFU)	Dilution Factor	Baseline (CFU/mL)	Plate 1 (CFU)	Plate 2 (CFU)	Recovered (CFU/g)	Log Reduction	% Reduction
Mucor circinelloides ATCC 24905 LOT#3712189 start date 10.06.21	30 minutes	PDA100721	8	10	10000000	4500000	2100000	2200000	2150000	0.320734054	52.2222
	4 hours	PDA100721	8	10	10000000	4500000	1000000	600000	800000	0.750121984	82.2222

Performed By: _____ Date: 11/04/21   FRM-0202 rev. 02   Reviewed By: _____ Date: 11/04/21

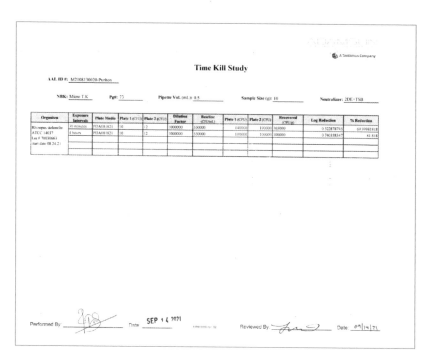

Time Kill Study

AAL ID #: M2108130020-Puriton

NBK: Micro T K   Pg#: 73   Pipette Vol. (mL): 0.5   Sample Size (g): 10   Neutralizer: 2DE+TSB

Organism	Exposure Intervals	Plate Media	Plate 1 (CFU)	Plate 2 (CFU)	Dilution Factor	Baseline (CFU/mL)	Plate 1 (CFU)	Plate 2 (CFU)	Recovered (CFU/g)	Log Reduction	% Reduction
Rhizopus stolonifer ATCC 14037 Lot # 70030663 start date 08.24.21	30 minutes	PDA081821	10	12	1000000	550000	140000	190000	165000	0.522878745	69.99981818
	4 hours	PDA081821	10	12	1000000	550000	100000	100000	100000	0.740358347	81.818

Performed By: _____   Date: SEP 14 2021   Reviewed By: _____   Date: 09/14/21

Effect of Puriton to kill the Black Fungus
Mucor circinelloides (ATCC #24905)

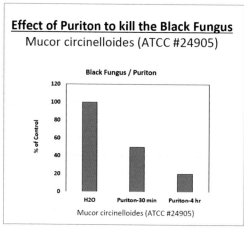

Black Fungus / Puriton

Mucor circinelloides (ATCC #24905)

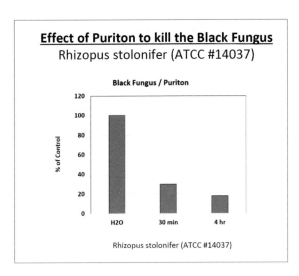

Effect of Puriton to kill the Black Fungus
Rhizopus stolonifer (ATCC #14037)

Black Fungus / Puriton

Rhizopus stolonifer (ATCC #14037)

※ 알기 쉽게 요약해 드릴게요

1) Puriton 100 % 용액에 검은 털곰팡이증 (mucormycosis)의 원인균 2종을 30분, 4시간 동안 Incubation 한 결과 30 분에서는 약 50%-70% 이상 원인균을 죽이는 효과가 있음.

2) 4시간 에서는 약 70%-80% 이상 원인균을 죽이는 효과가 있음.

3) 실험에 사용된 원인균 2종은 Covid-19 환자에게 치명적인 검은 털곰팡이증 (mucormycosis)을 일으킨다.

4) 실험 결과에 기초 하면 Puriton은 여러 사용 방법에 따라 검은 털곰팡이증 (mucormycosis)감염을 예방 할 수 있다.

06

퓨리톤의 항암 효과 검증

[A] 동신대학교 퓨리톤 항암 효과 검증

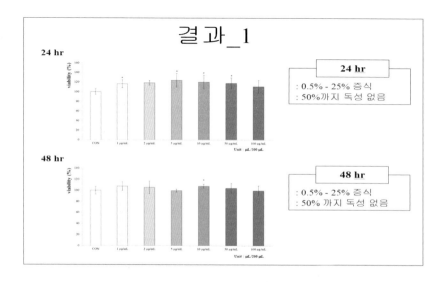

[시험자료 1] 안전성 테스트 - 면역 기능 테스트

1. 재료

Cell: RAW 264.7

Media: DMEM with 10% FBS, 1% penicillin

시험재료 · 용량: 퓨리톤, 0-150㎕/200㎕ (5-75%)

분석 시약: 3-(4,5-Dimethylthiazol-2-yl)-2, 5-Diphenyltetrazolium Bromide(MTT)

2. 방법

- 목적: Cell viability(세포 생존력) 측정

- 분석법: MTT assay[세포의 신진대사(metabolic) 활성을 색 변화로 측정(assay)]

- 개괄적 분석법

■ 1.0×104 cells/well seeding

■ attaching for 12 hr

■ triplicate treatment

■ pH 무조정 및 0, 1, 2, 5, 10, 50, 100, 150㎕/200㎕ (0-75%)

■ 24 hr & 48 hr analysis

[시험자료 2] 항암 실험 · 유방암 세포주

1. 재료

- Cell: MDA-MB-23(유방암 세포주)

- Media: DMEM with 10% FBS, 1% penicillin

- 시험재료·용량: 퓨리톤, 0-150㎕/200㎕(5-75%)

- 분석 시약: 3-(4,5-Dimethylthiazol-2-yl)-2, 5-Diphenyltetrazolium

Bromide(MTT)

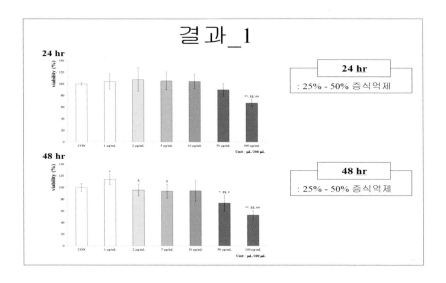

2. 방법

- 목적: Cell viability 측정

- 분석법: MTT assay

- 개괄적 분석법

- 1.0 × 104 cells/well seeding

- attaching for 12 hr

- triplicate treatment

- pH 무조정 및 0, 1, 2, 5, 10, 50, 100, 150 ㎕/200 ㎕ (0-75%)

- 24 hr & 48 hr analysis

[시험자료 3] 항암 실험 · 간암 세포주

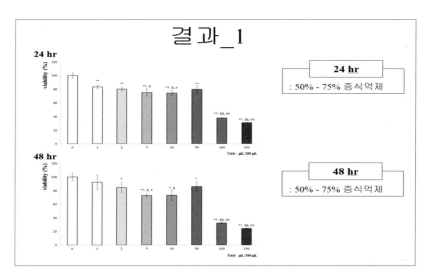

1. 재료

- Cell: HEP G2(간암 세포주)

- Media: DMEM with 10% FBS, 1% penicillin

- 시험재료·용량: 퓨리톤, 0-150㎕/200㎕(5-75%)

- 분석 시약: 3-(4,5-Dimethylthiazol-2-yl)

- 2, 5-Diphenyltetrazolium Bromide(MTT)

2. 방법

- 목적: Cell viability 측정

- 분석법: MTT assay

- 개괄적 분석법

■ 1.0×104 cells/well seeding

■ attaching for 12 hr

■ triplicate treatment

■ pH 무조정 및 0, 1, 2, 5, 10, 50, 100, 150㎕/200㎕(0-75%)

■ 24 hr & 48 hr analysis

[시험자료 4] 항암 실험·폐암 세포주

1. 재료

- Cell: A549(폐암 세포주)

- Media: DMEM with 10% FBS, 1% penicillin

- 시험재료 · 용량: 퓨리톤, 0-150 μl / 200 μl (5-75%)

- 분석 시약: 3-(4,5-Dimethylthiazol-2-yl)-2, 5-Diphenyltetrazolium
Bromide(MTT)

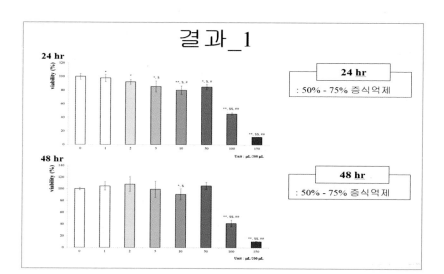

2. 방법

- 목적: Cell viability 측정

- 분석법: MTT assay

- 개괄적 분석법

  ■ 1.0 × 104 cells/well seeding

  ■ attaching for 12 hr

- triplicate treatment

- pH 무조정 및 0, 1, 2, 5, 10, 50, 100, 150 μl /200 μl (0-75%)

- 24 hr & 48 hr analysis

[B]캘리포니아 얼바인주립대학교(UCI) 항암 효과 검증

[Anti-Cancer Effects Verification Test at University of California Irvine]

- 전립선암 세포주(Prostate cancer cells)

- 난소암 세포주(Ovary cancer cells)

- 혈액암(백혈병) 세포주(Promyelocytic Leukemia cancer cells)

- 흑색종(피부암) 세포주(Melanoma cancer cells)

- 신장암 세포주(Renal cancer cells)

魁 CHAO FAMILY COMPREHENSIVE CANCER CENTER
UNIVERSITY *of* CALIFORNIA, IRVINE

EXPERIMENT RESULT of Puriton / Cell Viability Assay

Company: Kadesh
Sample: Puriton (lot# CP-021917)
Report Date: 06-23-2017

1. Cell Viability Assay (ATP Luminescent Assay)

The Luminescent Cell Viability Assay is a homogeneous method to determine the number of viable cells in culture based on quantitation of the ATP present, which signals the presence of metabolically active cells. Total levels of cellular ATP can be used to assess cell viability, cell proliferation and cytotoxicity of a wide range of compounds and biological response modifiers.

2. Cell Line : Melanoma (A375), Renal Cancer (RCC4(-), PC3, HL60

3. Method : Luminescent cell viability assay

At 24 h post-subculture, the cells in the 96-well plate were treated with Puritan, H2O and H20-pH12 for 1 days. Cellular viability was measured using the CellTiter-Glo® Luminescent Cell Viability assay (Promega Corporation, Madison, WI, USA). The 96-well plate was briefly equilibrated to room temperature for ~30 min. The CellTiter-Glo® reagent (100 μl) was then added to each well. Following this, the media and reagent were mixed for 2 min on an orbital shaker and left to incubate at room temperature for 10 min prior to recording luminescence, using a Tecan Infinite F200® microplate reader . Luminescence final values were presented as a relative percentage.

===

Jai Kim

Jai Kim, PhD.
University of California, Irvine, Cancer Center
101 The City Dr. South. Orange, CA 92868

魁 CHAO FAMILY COMPREHENSIVE CANCER CENTER
UNIVERSITY *of* CALIFORNIA, IRVINE

5. Summary

1) Puriton has 40% of cell proliferation inhibition of PC3 cells compare to H2O at 50 % treatment. At 70% Puriton treatment to PC3, Puriton has 0% cell survival.
2) Purion at 30% treatment for 3 days has 5-10% PC3 cell viability.
3) Purion at 70% treatment for 3 days has 99% OVCA429 cell growth inhibition.
4) Purion has 70% and 99% HL60 cell growth inhibition respectively compare to H2O at 50% and 70% treatment for 3 days.
5) Purion has 20% and 99% A375 cell growth inhibition compare to H2O at 50% and 70% treatment for 2 days.
6) Purion has 90% RCC (-), renal cancer cell growth inhibition compare to H2O at 70% treatment for 2 days.

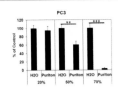

PC3

**p<.01, ***p<.005 compared with the control (H2O).
060117-1 day after treat / PC3 cell

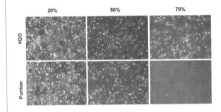

20%   50%   70%

H2O

Puriton

PC3 (Prostate Cancer cell) / 30% treat - 3 days

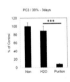

PC3 / 30% - 3days

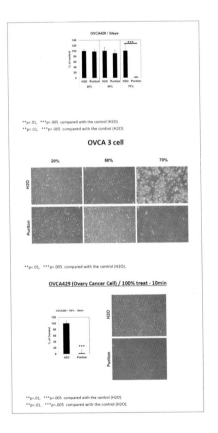

**p<.01, ***p<.005 compared with the control (H2O).
**p<.01, ***p<.005 compared with the control (H2O).

OVCA 3 cell

20%   50%   70%

H2O

Puriton

**p<.01, ***p<.005 compared with the control (H2O).

OVCA429 (Ovary Cancer Cell) / 100% treat - 10min

OVCA429 / 100% - 10min

H2O

Puriton

**p<.01, ***p<.005 compared with the control (H2O).
**p<.01, ***p<.005 compared with the control (H2O).

136

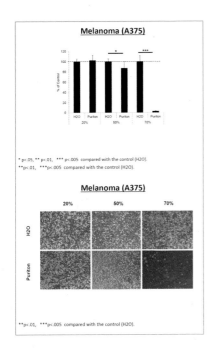

* p<.05, ** p<.01, *** p<.005 compared with the control (H2O).
**p<.01, ***p<.005 compared with the control (H2O).

**p<.01, ***p<.005 compared with the control (H2O).

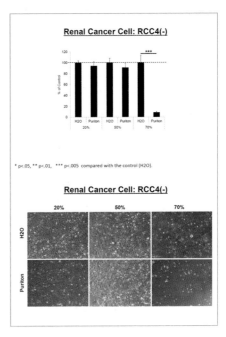

* p<.05, ** p<.01, *** p<.005 compared with the control (H2O).

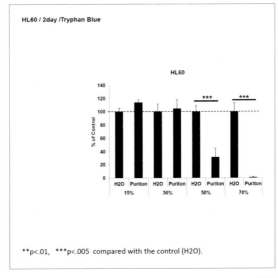

**p<.01, ***p<.005 compared with the control (H2O).

[Anti-Cancer Test Prostate cancer cells]

- Prostate cancer cells: PC3

- Reagent and treatment(Day 1): Puriton, H2O

- Cell Viability Assay(ATP Luminescent Assay)

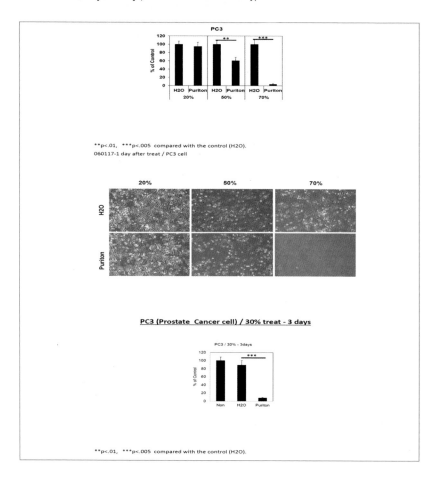

**p<.01, ***p<.005 compared with the control (H2O).
060117-1 day after treat / PC3 cell

PC3 (Prostate Cancer cell) / 30% treat - 3 days

**p<.01, ***p<.005 compared with the control (H2O).

[Anti-Cancer Test Ovary cancer cells]

- Ovary cancer cells: OVCA429

- Reagent and treatment(Day 3): Puriton, H_2O

- Cell Viability Assay(ATP Luminescent Assay)

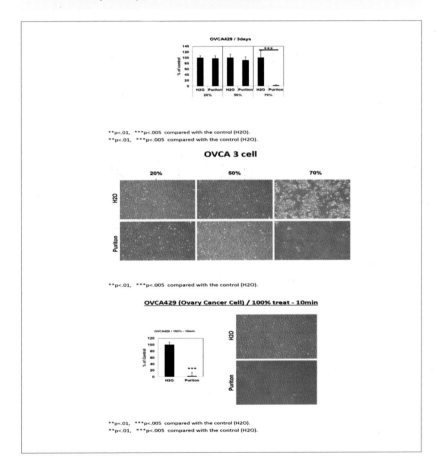

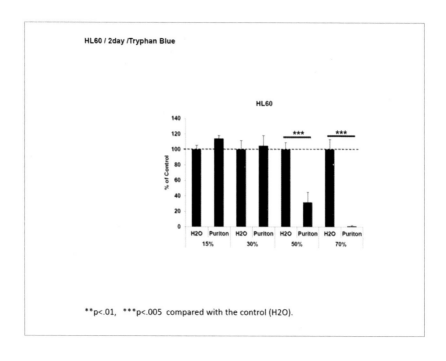

[시험자료 3] 항암 실험 · 혈액암(백혈병) 세포주

[Anti-Cancer Test Promyelocytic Leukemia cancer cells]

- Promyelocytic Leukemia cancer cells: HL60

- Reagent and treatment(Day 2): Puriton, H2O

- Cell Viability Assay(ATP Luminescent Assay)

HL60 / 2day /Tryphan Blue

HL60

% of Control

| H2O Puriton | H2O Puriton | H2O Puriton | H2O Puriton |
| 15% | 30% | 50% | 70% |

**p<.01, ***p<.005 compared with the control (H2O).

[시험자료 4] 항암 실험 · 흑색종(피부암) 세포주

[Anti-Cancer Test Melanoma cancer cells]

- Melanoma cancer cells: A375

- Reagent and treatment(Day 2): Puriton, H2O

- Cell Viability Assay(ATP Luminescent Assay)

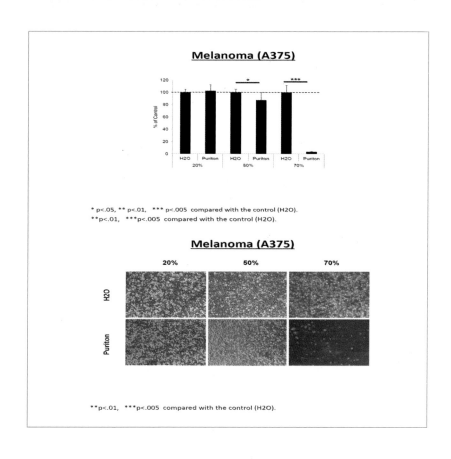

[시험자료 5] 항암 실험 · 신장암 세포주

[Anti-Cancer Test Renal cancer cells]

- Renal cancer cells: RCC4(-)

- Reagent and treatment(Day 2): Puriton, H2O

- Cell Viability Assay(ATP Luminescent Assay)

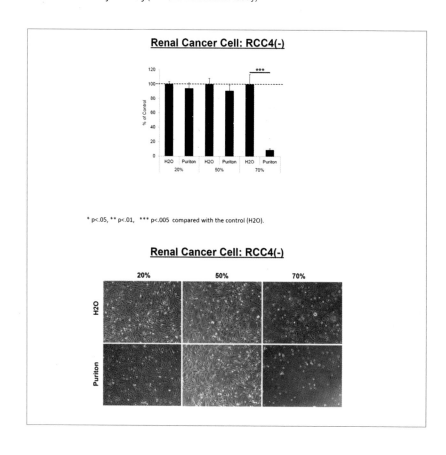

퓨리톤에 대한 요약 정리

1. 퓨리톤을 전립선암PC3에 50%와 70%로 처리한 결과, 각각 60%와 1% 가량의 생존율을 보였다.

2. 퓨리톤을 3일간 30%로 전립선암PC3에 처리한 결과, 5~10%의 생존율을 보였다.

3. 퓨리톤을 70%로 난소암 세포OVCA429에 처리한 결과, 1%가량의 생존율을 보였다.

4. 퓨리톤을 혈액암 세포HL60에 3일간 50%와 70%로 처리한 결과, 각각 30%와 1%가량의 생존율을 보였다.

5. 퓨리톤을 피부암A375에 2일간 50%와 70%로 처리한 결과, 각각 80%와 1%가량의 생존율을 보였다.

6. 퓨리톤을 신장암RCC(-)에 2일간 70%로 처리한 결과, 10%의 생존율을 보였다.

07

퓨리톤의 항천식 효능 실험

동신대학교 연구팀의 연구 결과 천연미네랄 퓨리톤이 일반 천식 치료제와 같은 효과를 보인 것으로 나타났다. 그런데 천식이란 어떤 질환일까?

기관지는 입에서 폐로 연결되는 통로인데, 이 기관지가 특정한 유발원인 물질에 노출되었을 때 염증이 생겨 심하게 좁아지면 기침을 하게

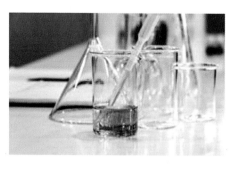

된다. 이때 호흡 곤란이나 가슴 답답함이 기침과 함께 반복적으로 동반되는 질환이 바로 천식이다. 기관지 염증으로 기관지 점막이 부어오르고 기관지 근육이 경련을 일으키면서 점액이 분비되고 기관지가 막혀 숨이 차게 된다. 이것이 오래 계

속되면 폐 기능이 저하될 수 있다.

이런 질환을 퓨리톤이 얼마나 완화할 수 있는지 확인하기 위해 동신대학교 연구팀은 난단백으로 천식을 유도한 실험용 쥐를 활용하여 항천식 효능을 검증했다.

그래프에 표시된 CON은 정상돌물군, DEX는 천식치료제 덱사메타손Dexamethasone 처리군, Puriton 700L는 퓨리톤 700l 처리군, Puriton 1,400L는 퓨리톤 1,400l 처리군이다. 모든 처리는 5일간 처리한 것이다.

[연구자료 1] Differential cell count in BALF

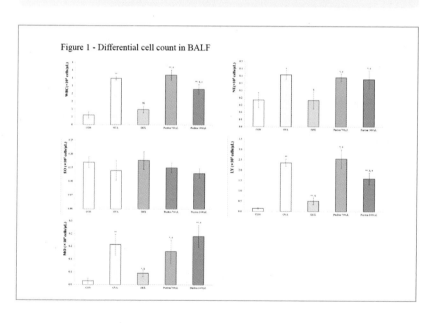

Figure 1 - Differential cell count in BALF

이 효능 입증 실험에서 퓨리톤의 대조군으로 설정된 덱사메타손은 글루코코르티코이드 스테로이드계의 강력한 합성 호르몬으로 현재 코로나19 치료제로도 사용되고 있다. 강력한 염증 치료제인 만큼 장기 섭취하면 피부 독성, 생식 독성 및 기형 유발성, 신경계 독성, 소화기계 독성의 부작용을 일으킬 수 있다. 그래서 짧은 기간에 소량만 사용할 것을 권고하며, 반드시 전문가의 처방전이 필요한 약이다.

Differential cell count in BALFS는 처리를 완료한 후 부검하여 기관

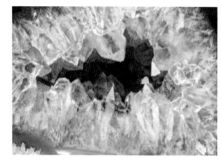

지 폐포액bronchoalveolar lavage fluid, BALF를 얻어서 백혈구 white blood cell, WBC를 확인한 결과다.

백혈구는 혈액에서 적혈구를 제외한 나머지 세포를 일컫는다. 백혈구는 혈액을 원심분리할 때 혈장층과 적혈구층 사이에 버피 코트buffy coat를 형성하는데 이 층이 흰색이어서 백혈구라고 한다. 백혈구는 적혈구와 달리 종류가 다양한데, 세포질의 특이 과립의 존재 여부에 따라 크게 과립성 백혈구granulocyte와 무과립성 백혈구agranulocyte로 나눈다. 과립성 백혈구에는 호산구eosinophil, 호염기구basophil, 호중구 neutrophil가 있어 염증반응에 관여한다. 무과립성 백혈구에는 림프구

lymphocyte와 단핵구monocyte가 있다. 천식이 유도되면 백혈구의 양이 증가하므로 항천식 효능은 각 구성요소가 감소하는 것으로 확인한다. 특히 퓨리톤 처리군은 용량 의존적으로 백혈구 가운데 림프구의 양이 감소하였다.

[연구자료 2] IgE in Serum

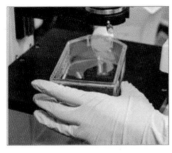

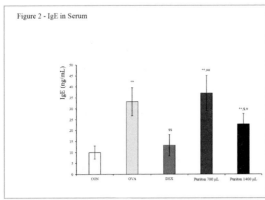

Figure 2 - IgE in Serum

IgE in Serum은 처리를 완료한 후 부검하여 혈장Serum을 얻어서 면역글로불린immunoglobulin, Ig EIgE를 확인한 결과다. Ig는 항체antibody의 분자구조를 가진 단백질의 총칭으로, 모든 척추동물의 혈청 및 체액 중에 포함되어 있다. 물리·화학적&면역학적 성질에 따라 IgA, IgD, IgE, IgG, IgM 5개의 클라스Ig class와 서브클라스subclass로 분류되지만, 기본 구조는 모두 Y자형을 이룬다.

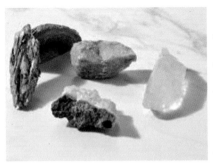

기생충 감염과 과민성 면역 반응이 발생하면 IgE의 양이 급격히 증가한다. 과민성 면역 반응의 하나인 천식의 발생과 치료 여부를 검증하는 지표 중 하나가 IgE다. 특히 퓨리톤 처리군은 용량 의존적으로 IgE의 양이 감소하였다.

[연구자료 3-A, 3-B] H&E and PAS stain in the lung

A의 패널panel이 H&E이며, H&E는 hamatoxylin & eosin의 약자다. hamatoxylin는 세포의 핵을, eosin은 세포의 세포질을 염색하여 세포의 형태를 관찰할 수 있도록 돕는 시약이다. 이를 통해 염색stain을 실시한다.

A-a는 정상군, A-b는 천식 유도군, A-c는 덱사메타손 치료군, A-d는 퓨리톤 700㎕ 처리군, A-e는 퓨리톤 1,400㎕ 처리군이다.

천식 유도군(A-b)에서는 세기관지bronchiole 상피세포epithelial cell의 증식, 세기관지 내에 점액이 가득 찬 것과 세기관지와 혈관 주위에 많은 염증 세포가 침윤된 것을 관찰할 수 있다.

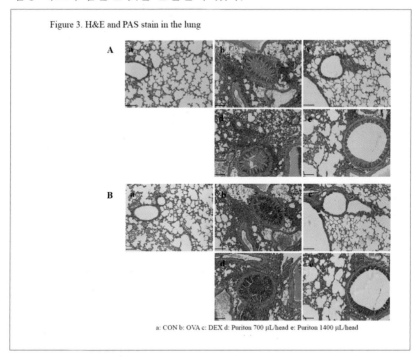

Figure 3. H&E and PAS stain in the lung

a: CON b: OVA c: DEX d: Puriton 700 μL/head e: Puriton 1400 μL/head

덱사메타손 치료군(A-c)에서는 천식 유도군의 대표적인 3가지 현상이 감소하는 것을 확인할 수 있으며, 퓨리톤 처리군에서는 많은 양을 투여한 군에서 이런 현상이 감소하는 것을 확인할 수 있다.

세기관지는 입과 코를 통해 들어온 공기가 폐의 폐포로 들어가는 길 중의 하나로, 기관지의 작은 가지다. 이는 폐포에 닿아 공기를 전달하는 기능을 한다. 상피세포는 세포의 층을 구성하는 막조직으로, 우리 몸과 조직의 안과 밖을 덮고 있는 것을 상피라고 하는데 이를 구성하는 세포를 상피세포라고 한다.

B의 패널이 PAS이며, periodic acid schiff의 약자로, 점액mucus만을
염색하는 특별한 염색법이다.

B-a는 정상군, B-b는 천식 유도군, B-c는 덱사메타손 치료군, B-d는

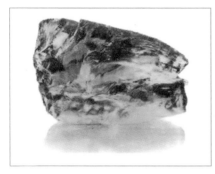

퓨리톤 700㎕ 처리군, B-e는 퓨
리톤 1,400㎕ 처리군이다.

천식 유도군(B-b)에서는 세기관
지 내에 점액이 가득 차 있는 것
을 관찰할 수 있다. 덱사메타손
치료군(B-c)에서는 세기관지 내의
점액이 감소하는 것을 확인할 수 있으며, 퓨리톤 처리군에서는 많은
양을 투여한 군에서 이런 현상이 감소하는 것을 확인할 수 있다.

[연구자료 4] ELISA

ELISAS는 처리를 완료한 후에 부검하여 폐를 얻어서 천식과 관련된
사이토카인cytokine을 확인한 결과다. 인체에 바이러스가 침투하면 면
역체계가 가동되어 분비되는 면역물질이 사이토카인이다. 이는 당단

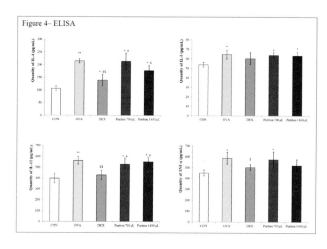

Figure 4- ELISA

백질로 구성돼 있으며 면역, 감염병, 조혈 기능, 조직 회복, 세포 발전·성장 등에 중요한 역할을 한다.

천식은 과민성 면역 반응으로 Th1과 Th2의 불균형에 따라 발생하는 질환으로, 특히 Th2와 관련된 인자(IL-4, IL-5, IL-13)가 상승한다. 이를 확인하기 위하여 Th1과 관련된 인자(IFN-r, IL-12)와 Th1/Th2 조절인자인 Th17 관련 인자(TNF-a, IL-6), Th2 관련 인자

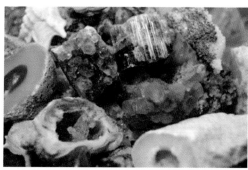

의 변화를 검증한다.

실험은 사이토카인 양의 변화를 확인하기 위하여 ELISA 방식을 사용했으며, IL-4, IL-5, IL-12, TNF-a의 변화를 관찰하였다. 특히 퓨리톤 처리군에서는 대표적인 Th2 관련 사이토카인 IL-4의 양이 용량 의존적으로 감소하였다.

08

퓨리톤의 유인균(락토바실러스 유산균) 실험
Lactobacillus Preservation Test Overview

실험기관: AAL (FDA Registration #203073-0)

실험결과: Puriton 용액에 담아 놓은 유산균은 24시간 만에 9.5×10^5

1.04×10^6 으로 항균실험결과 보존.

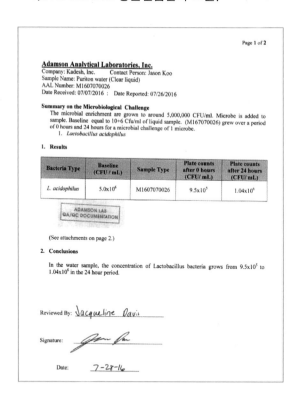

2.1. *Lactobacillus acidophilus*

Figure 1A – Baseline

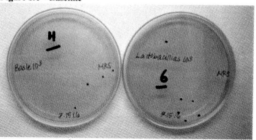

Figure 1B – Puriton M1607070026 (0 hrs)

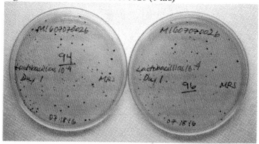

Figure 1C – Puriton M1607070026 (24 hrs)

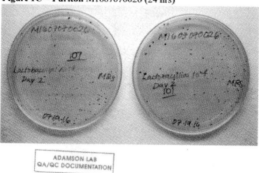

09

퓨리톤의 상처 치유 분석 실험

[Wound Healing Test at University of California Irvine & Chonbuk University]

- Experimental Result of Wound Healing Assay
- Wound Healing Assay Test

[상처 치유 검사 실험 결과]

- 미국 약국에서 파는 상처 치료 연고 BAND
- AID보다 더 좋은 효과를 보였다.
- 생리식염수와 비슷한 효과를 보였다.

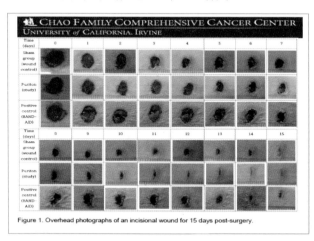

Figure 1. Overhead photographs of an incisional wound for 15 days post-surgery.

CHAO FAMILY COMPREHENSIVE CANCER CENTER
UNIVERSITY of CALIFORNIA, IRVINE

EXPERIMENTAL RESULT

Wound Healing Assay

Report Date: 04-17-2018
Company: Kadesh, Inc.
Sample: Puriton (lot# CP-021917)

Jong Hoon Kim, PhD. (College of Veterinary Medicine, Chonbuk Univ.)
Jai Kim, PhD. (Cancer Center, UC Irvine)

1. Experiment plan

Animals

Male Wistar rats weighing 180–220 g were used. The animals were housed for at least 1 week in the laboratory prior to testing. Animals were allowed free access to food and water.

Linear incision wound

Linear incision wounds was made on the rats as described below. The animals were anesthetized with sodium pentobarbital (40 mg/kg, i.p.). The right side of the back of each animal was shaved with an electric clipper and the skin was cleansed using alcohol swabs. And then one linear paravertebral incision 12 mm in length was made with a surgical blade through the full thickness of the skin at 1.5 cm from the midline of the vertebral column. Wounded animals were randomly divided into several groups (n = 4).
Saline, Puriton or Band-Aid Brand First Aid Hurt Free Antiseptic Liquid was applied to the wound area 3-4 times daily for 15 consecutive days from the day of surgery. Test sample was spray applied in the same way, as the control.

2. Experiment Results

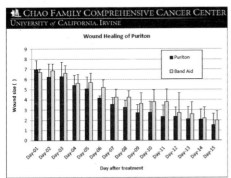

Figure 2. The changes in the size of the healing wound over 15 days period.

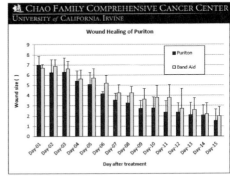

Figure 2. The changes in the size of the healing wound over 15 days period.

10

퓨리톤의 안전성 실험

[Safety Test at Dongshin University, Korea]

- Safety Test of Puriton

- Experimental Result & Analysis

[퓨리톤의 안전성 시험]

1. 시험 개요

- 시험 제목: ICR mouse를 이용한 퓨리톤의 안전성 시험

- 시험 기간: 2018. 04. 13~2018. 11. 28

- 시험기관: ScreenForFuture동신대학교 산학협력단

- 의뢰 기관: (주)카데시인코퍼레이션

2. 시험 관련 사항

- 시험 목적: ICR mouse에 퓨리톤을 투여하여 differential cell count, 생화학 분석과 tissue의 조직병리학적 분석으로 퓨리톤의 안전성을 평가한다.

- 시험 방법: 식품의약품안전처 고시 제2009-116호(2009년 8월 24일) '의약품 등의 독성시험기준'에 준하여 실시하였다.

- 시험 과정

① 시험 물질(원제 그대로 이용) 및 vehicle control 0.9% NaCL distilled water 이용 준비

② 시험 물질 투여 경구 투여 선택, 투여 시각은 09:00~15:00로 1일 1회씩 26주간 반복 투여

③ 시험 물질 분석 시험 물질의 안전성, 균질성, 함량 분석은 하지 않음

- 투여량 및 시험 군의 형성

① 투여량 설정: 마리당 투여 가능한 최고 용량 800 $\mu\ell$를 최대로, 400 $\mu\ell$, 0 $\mu\ell$를 투여했으며, 총량을 보전하기 위해 생리식염수 0 $\mu\ell$, 400 $\mu\ell$, 800 $\mu\ell$를 추가하여 활용하였다.

군	성별	동물수	동물번호	퓨리톤 투여량 ($\mu\ell$/head)	물 투여량 ($\mu\ell$/head)
G1	M	6	1~6	0	800
G2	M	6	7~12	400	400
G3	M	6	13~18	800	0

② 군 분리 및 동물 식별: 동물은 순화 기간에는 적색 유성 매직으로, 투여 및 관찰 기간에는 흑색 유성 매직을 이용한 미부표식법을 사용하

여 식별하고, 사육 상자에는 개체 식별 카드를 부착한다. 순화 기간 중 건강한 개체로 판정된 동물의 체중을 측정하여 순위를 매기고, 각 군의 평균 체중이 균일하게 분포하도록 위 도표의 '시험 구성'과 같이 무작위 분배한다.

- 관찰 및 검사 항목

① 일반 증상 관찰: 모든 시험 군의 동물에 대하여 입수일부터 부검일까지 매일 1회 이상 증상을 관찰했다.

② 체중 및 사료 섭취량 측정: 일주일에 1회 체중과 사료량을 측정하고, 사료량은 매주 일정하게 공급했다.

③ 혈액학적 검사: 부검 3시간 전에 절식하고 졸레틸zoletil, 동물용 마취제로 마취하여 심장으로 채혈했으며, 측정 항목은 다음과 같고, HEMAVET95FS를 사용했다.

측 정 항 목
ⓐ White blood cell count (WBC)
ⓑ Red blood cell count (RBC)
ⓒ Differential leukocyte count (neutrophils: NEU%, lymphocytes: LYM%, monocytes : MON%, eosinophils: EOS%, basophils: BAS%)

④ 혈액생화학적 검사: 부검 3시간 전에 절식하고 졸레틸로 마취하여 심장으로 채혈했으며, 채취된 혈액은 실온에 90분쯤 놔두었다가 3,000rpm으로 10분가량 원심분리하여 얻은 혈청을 이용하여

다음 항목을 측정했다.

측 정 항 목

혈액생화학 자동분석장치(Toshiba 200FR NEO, Toshiba co., Japan)을 이용하여 검사

- ⓐ Aspartate aminotransferase (AST)
- ⓑ Alanine aminotransferase (ALT)
- ⓒ Alkaline phosphatase (ALP)
- ⓓ Blood urea nitrogen (BUN)
- ⓔ Creatinine (CREA)
- ⓕ Glucose (GLU)
- ⓖ Total cholesterol (TCHO)
- ⓗ Albumin/globulin ratio (A/G)
- ⓘ Total protein (TP)
- ⓙ Albumin (ALB)
- ⓚ Creatine phosphokinase (CK)
- ⓛ Triglyceride (TG)
- ⓜ Gamma-glutamyltransferase (GGT)
- ⓝ Total bilirubin (TBIL)

⑤ 부검: 부검 대상 동물을 졸레틸로 마취하여 심장으로 채혈한 후에 복대동맥을 절단하여 피를 내보내는 방법으로 절박 도살을 하고, 모든 장기에 대하여 부검 소견을 관찰하여 5대 장기심장, 폐, 신장, 비장, 간를 고정했다.

- 통계학적 방법

도출된 자료에 대한 통계 분석은 다중비교검정법을 사용했다. 검사 항목에 대해 Bartlett법으로 등분산 검정을 하여 유의성이 인정되지 않으면 일원 배치분산분석ANOVA을 유의수준 α=0.05 또는 α=0.01로 검정했다.

[시험 결과 및 고찰]

1. 시험 결과

- 사망률: 동물의 사망률은 관찰되지 않았다.

-일반 증상: 시험 물질에 따른 일반 증상에서 이상소견은 관찰되지 않았다.

- 체중 변화Figures 1, Tables 1

① 퓨리톤 투여군의 체중 증가는 미투여군보다 적었다.

② 체중과 사료의 변화 결과를 통해 퓨리톤은 사료의 섭취를 줄이니 체중의 증가를 억제하는 것으로 판명되었다.

- 사료 섭취량Figures 2, Tables 2: 퓨리톤 투여군은 미투여군보다 사료 섭취량이 적었다.

- 혈액학적 검사: 변화 정도가 미미하거나 관련 장기 변화가 관찰되지 않아서 시험 물질과 연관성이 없는 것으로 나타났다.

- 혈액생화학적 검사Tables 4: 관련 장기 변화가 관찰되지 않아서 시험 물질과 연관성이 없는 것으로 나타났다.

- 부검 소견: 시험 군 간의 차이가 없는 것으로 나타났다.

2. 고찰 및 결론

본 시험은 시험 물질 퓨리톤의 ICR mouse에 대한 독성을 조사하기 위해 26주간에 걸쳐 매일 경구에 반복 투여하여 그 결과를 확인했다. 이를 위해 사망률 확인, 일반 증상 관찰, 체중 측정, 사료 섭취량 측정, 혈액학적 검사, 혈액생화학적 검사, 부검 소견, 병리학적 소견 등을 실시했다.

시험 물질 투여에 따른 독성을 조사한 결과 시험 물질에 따른 변화나 이상이 아주 미미하거나 관찰되지 않는 것으로 나타나 독성학적 변화로는 판단되지 않는다.

퓨리톤을 ICR mouse에 26주간에 걸쳐 매일 경구에 반복 투여한 결과 무독성의 양은 800㎕/head를 웃도는 것으로 판명되었다.

퓨리톤에 대한 요약 정리

1. 퓨리톤을 ICR mouse에 군당 수컷 각 6마리에 0.400.800㎕/head의 용량으로 투여하여 독성을 확인한 결과 다음과 같이 판명되었다.

① 시험 물질 투여에 따른 사망 동물이나 일반 증상은 관찰되지 않았다.
② 체중 측정 결과 체중의 증가는 퓨리톤 투여군이 미투여군보다 적었다. 체중과 사료량의 변화를 통해 퓨리톤이 사료 섭취량을 줄여 체중 증가를 억제한다는 사실을 확인했다.

③ 혈액 화학적 검사 및 혈액 생화학적 검사 결과 모든 투여군에서 시험 물질 투여에 따른 변화나 이상 소견이 관찰되지 않았다.

④ 부검 결과, 모든 투여군에서 시험 물질 투여에 따른 이상 소견은 관찰되지 않았다.

⑤ 병리 조직학적 검사 결과, 모든 투여군에서 시험 물질 투여에 따른 이상 소견은 관찰되지 않았다.

2. 이상의 결과를 통해서, 퓨리톤을 ICR mouse에 26주간에 걸쳐 매일 경구에 반복 투여한 결과 무독성의 양은 800㎕/head를 웃도는 것으로 판명되었다.

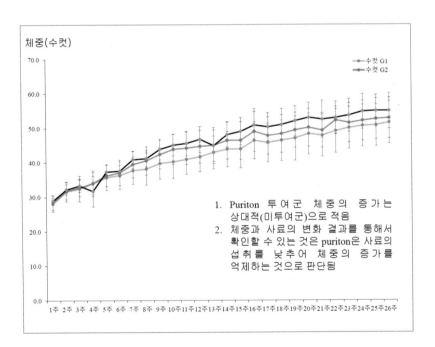

체중(수컷)

1. Puriton 투여군 체중의 증가는 상대적(미투여군)으로 적음
2. 체중과 사료의 변화 결과를 통해서 확인할 수 있는 것은 puriton은 사료의 섭취를 낮추어 체중의 증가를 억제하는 것으로 판단됨

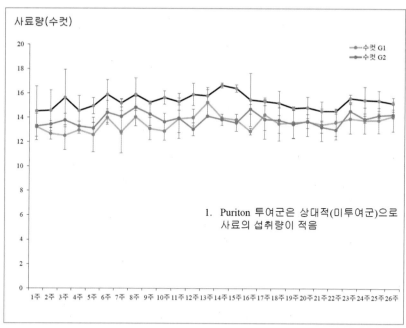

사료량(수컷)

1. Puriton 투여군은 상대적(미투여군)으로 사료의 섭취량이 적음

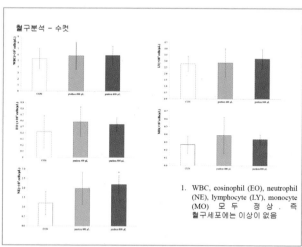

혈구분석 – 수컷

1. WBC, eosinophil (EO), neutrophil (NE), lymphocyte (LY), monocyte (MO) 모두 정상. 즉 혈구세포에는 이상이 없음

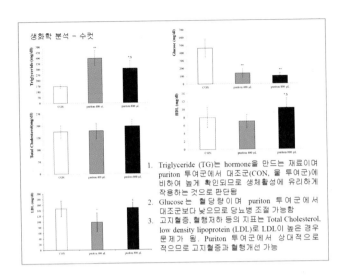

생화학 분석 - 수컷

1. Triglyceride (TG)는 hormone을 만드는 재료이며 puriton 투여군에서 대조군(CON, 물 투여군)에 비하여 높게 확인되므로 생체활성에 유리하게 작용하는 것으로 판단됨
2. Glucose는 혈당량이며 puriton 투여군에서 대조군보다 낮으므로 당뇨병 조절 가능함
3. 고지혈증, 혈행저하 등의 지표는 Total Cholesterol, low density lipoprotein (LDL)로 LDL이 높은 경우 문제가 됨. Puriton 투여군에서 상대적으로 적으므로 고지혈증과 혈행개선 가능

조직병리 - 수컷

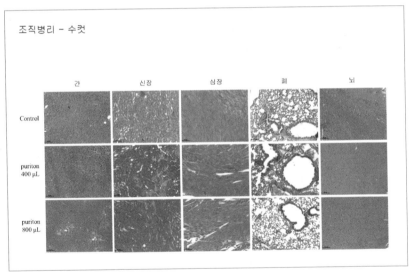

- 병리조직 검사 Figures 3: Copyright 2018. Kadesh. All rights reserved.

퓨리톤 항균 실험(미생물 배양 실험)

[Antibiotic Test at Dongshin University, Korea]
- Antibiotic Test of Puriton(1): Antimicrobial Sensitivity Test
- Antibiotic Test of Puriton(2): Microbe Incubation Test

[퓨리톤 항균 시험(1): 항균제 감수성 시험 -Paper disc method]

1. 의뢰한 퓨리톤은 액성으로 무색무취의 소재인데, 항균 시험을 위해 50ml를 공급받았다.

2. 퓨리톤의 항균 시험의 효력을 가늠하기 위해 먼저 항균제 감수성 시험인 Paper disc method를 이용하여 퓨리톤의 항균 효능을 검토했다. 시험 균주는 자사에서 보유하고 있는 그람양성 음성 미생물 12종에 대하여 항균 효능을 검토했다.

3. Paper disc method 시험은 먼저 LB 고체배지를 준비하고, 그 위에 0.2×107CFUcolony forming unit와 0.5×106의 균체를 드러나지 않게 포장한 다음 paper disctoyo, Japan를 올려놓는다. paper disc에 $40\mu l$의 소

독제를 점적한 후 미생물 배양기에서 37℃로 12시간 배양하여 균주의 생장 억제 환의 크기를 확인하다.

4. 항균 시험 결과, 모든 시험 균주에서 균주 생장 억제 환은 관찰되지 않았다.

NO	Gram	Organisms	Susceptibility (40㎕/disc)
1	−	Alcaligenes faecalis ATCC1004	X
2	+	Enterococcus Faecalis ATCC29212	X
3	+	Bacillus subtilis ATCC 6633	X
4	+	Staphylococcus aureus KCTC1928	X
5	+	Micrococcus luteus ATCC9341	X
6	+	Mycobacterium smegmatis ATCC9341	X
7	−	Salmonella typhimurium KCTC1925	X
8	−	Escherichia coli KCTC1923	X
9	−	Pseudomonas aeruginosa KCTC	X
10	+	Enterococcus faecium	X
11	+	Enterococcus cloacae	X
12	−	Klebsiella oxytoca	X
13	−	Klebsiella pneumonia	X

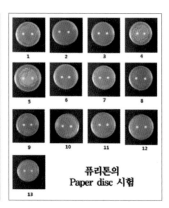

퓨리톤의
Paper disc 시험

퓨리톤의 경우, 일반적인 항생제 감수성 시험으로는 결과를 얻을 수 없었다. 소독제의 구성 물질이 항생물질을 포함하지 않았기 때문이다.

[퓨리톤 항균 시험(2): 미생물 배양 시험]

1. 퓨리톤 항균 시험은 Paper disc method로는 뚜렷한 결과를 얻을 수 없었다. 따라서 미생물과 퓨리톤을 액상에서 배양하면서 사멸 효능을 관찰하기로 했다.

2. 미생물의 균체 수는 생균 계수가 쉽도록 임의로 적정 수를 투입하고, 적정시간3시간 이내의 조건에서 생균 수를 계수하여 소독제의 살균력을 상대평가했다. 멸균증류수의 균주 접종한 것을 100%로 하고 퓨리톤에 균주를 접종하여 일정 시간이 지난 후 생존한 균을 계수하여 퓨리톤의 생존 저해율을 구했다.

3. 먼저 액상에서의 항미생물 시험을 4개 병원성 균주를 대상으로 수행했다. 대조군으로는 멸균증류수에 적량의 균주를 접종했다. 시험군은 같은 양의 퓨리톤 균주를 접종하고 30, 60, 180분을 실온에 두었다가 생균 수를 희석법을 이용하여 측정했다.

NO	Organisms	처리전 CFU/㎖	30min CFU/㎖	60min CFU/㎖	180min CFU/㎖	저해 %
1	Staphylococcus aureus KCTC1928	173,400	700	200	200	99.88
2	Salmonella typhimurium KCTC1925	170,000	0	0	0	100
3	Escherichia coli KCTC1923	317,200	0	0	0	100
4	Pseudomonas aeruginosa	1,147,200	0	0	0	100

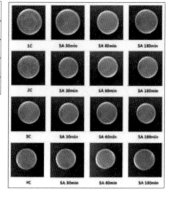

4. 위의 결과를 바탕으로 5개의 병원성 균주에서의 항미생물 효능을 추가로 수행했다. 기존 결과를 보면 퓨리톤의 처리 30분 이내에 모든 균주가 사멸되는 것으로 보아, 본 시험에서는 30분 처리 후 생균 수를 희석법으로 측정했다.

NO	Organisms	처리전 CFU/㎖	30min CFU/㎖	저해 %
1	Alcaligenes faecalis ATCC1004	21,750,000	0	100
2	Enterococcus Faecalis ATCC29212	13,700,000	40,000	97.8
3	Bacillus subtilis ATCC6633	3,100,000	275,000	91.1
4	Micrococcus luteus ATCC9341	23,650,000	850,000	96.4
5	Mycobacterium smegmatis ATCC9341	8,400,000	90,000	93.9

5. 본 시험에서 9개 균주에 대하여 퓨리톤의 효력을 확인한 결과, 미생물 처리 30분 이내에 모든 균주에서 90% 이상의 저해 능력을 보였다. 시험한 9개 균주 중 상당수의 균주가 100%에 가까운 소독력을 30분 이내에 발휘하는 것으로 판명되었으며, 퓨리톤은 소독제로서도 경쟁력이 충분한 것으로 나타났다.

요/점/포/인/트 ──────── 퓨리톤 효능의 과학적 입증

퓨리톤은 세계에서 가장 까다롭기로 유명한 미국 FDA에서 먼저 그 효능과 안정성 인증을 받았다. FDA로부터 성분 분석, 독성 분석, 영양 분석을 통과하여 NDC(Homeopathy)로 승인되었고, 인체(눈, 간, 피부 등) 안전성 인증을 받은 천연 미네랄 의약 제품이다.

또 퓨리톤은 SCI급 국제 학술지에 관련 연구 논문이 등재됨으로써 퓨리톤 천연미네랄의 살균, 살바이러스 효능뿐 아니라 섭취 시의 체내 안전성까지 과학적으로 입증되었다. SCI(Science Citation Index)는 미국 학술정보회사 톰슨사이

언티픽이 선정하는 우수 과학 학술지 데이터베이스를 의미하는 '과학기술논문 인용 색인'의 줄임말이다. 과학계에서는 SCI에 포함된 학술지에 논문을 얼마나 많이 게재했느냐에 따라 과학자의 연구 업적을 평가하는 관행이 있다.

더구나 최근 미국 유타주립대학교에 의뢰하여 실시한 퓨리톤의 코로나바이러스 감염 치료 효과에 관한 실험 결과 효과가 탁월하다는 답변을 얻었다. 퓨리톤이 장차 코로나 바이러스 감염 치료에서 새로운 장을 열 것으로 기대하는 가운데 세계 보건의학계의 관심이 쏠리고 있다.

5장

인체에 이로운 광물 성분

1

독성제거 및 일반치료 광물

능철석(SIDERITE)

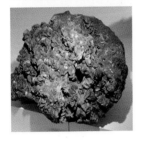

출처 : DerHexer, Wikimedia Commons, CC-by-sa 4.0, CC BY-SA 4.0 ⟨https://creativecommons.org/licenses/by-sa/4.0⟩, via Wikimedia Commons

다른 이름
조선어는 릉철석, 티베트어는 다적(뒤츠)
산지
한국 서해 남양만 조간대의 초기현세 니질 퇴적물에서 능철석 입자들이 풍부하게 발견.러시아, 중국, 미국, 인도 등
성분
주로 탄산철($FeCO_3$)이며 Fe_2O_3 62%, CO_2 38%
효능
청열해독(淸熱解毒)[1]

---

1) 열독(熱毒) 병증을 열을 내리고 독을 없애는 방법으로 치료하는 것을 이르는 말.

송석(TURQUOISE)

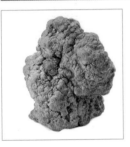

출처 : Rob Lavinsky, iRocks.com-CC-BY-SA-3.0, CC BY-SA 3.0 ⟨https://creativecommons.org/licenses/by-sa/3.0⟩,viaWikimedia Commons

다른 이름
한국어는 터키석, 조선어는 녹송석, 일본어는 도루코석, 중국어는 토이기석
산지
중국, 이란, 이집트
성분
주로 $CuAl6[PO_4]4[OH]8.4H_2O$이며 순수한 것은 AL_2O_3 36.789%, P_2O_5 34.144%, CuO 9.567%, H_2O 19.500%이다.
효능
청열해독(淸熱解毒)[1] , 서간이담(舒肝利膽)[2], 보간(補肝)[3]

---

1) 열독(熱毒) 병증을 열을 내리고 독을 없애는 방법으로 치료하는 것을 이르는 말.
2) 간기(肝氣)가 울결된 것을 흩뜨리고 담기(膽氣)가 잘 소통되도록 하는 효능.
3) 간(肝)을 보하는 효능.

지장(RED CLAY)

다른 이름
토장, 지장수, 누런 흙물
산지
한국, 중국
성분
주로 SiO_2, Al_2O_3, MgO, FeO이다.
효능
황토는 모든 독을 풀어주고, 약성이 가장 뛰어난 흙으로 맛은 달고 독은 없다.(동의보감, 본초 강목) 그리고 원적외선이 나오므로 세포 생리 활동을 활성화 시키고, 우리 몸의 면역력 강화와 몸의 독소를 제거한다. 청열(淸熱)[1], 해독(解毒)[2], 화중(和中)[3]

1) 열기를 성질이 차거나 서늘한 약으로 식히는 효능.
2) 독성(毒性)을 풀어주는 효능.
3) 중초(中焦)를 조화롭게 하여 기능을 정상으로 만드는 효능.

강석(CALCARIBUS LOESS NODUS)

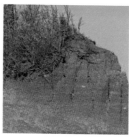

출처 : 〈cc-by-sa/2.0-Cliff with
calcareous...
by Dylan Moore-
geograph.org.uk/p/3914015〉

다른 이름
누런빛이 도는 갈색에 어두운 갈색의 불규칙한 무늬가 있다.
황석, 백강석, 열강석, 사강석
산지
몸은 가늘고 길며, 머리는 뾰족하고, 바위가 많은 바다 밑바닥에 산다. 한국의 연해 및 일본, 중국 등지에 분포한다.
성분
주로 탄산칼슘($CaCO_3$)이다.
효능
수렴소종(收斂消腫)[1], 해열해독(解熱解毒)[2]

1) 상처를 아물게 하고 부은 것을 낫게 하는 효능.
2) 열을 내리고 독(毒)을 풀어주는 효능.

174

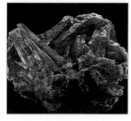

출처 : Didier Descouens, CC BY-SA3.0 〈https://creativecommons.org/licenses/by-sa/3.0〉, via Wikimedia Commons

다른 이름

황산염류의 광물인 담반의 결정체. 석담, 석액, 군석, 흑석, 기석, 입석

산지

경남 동래, 함안, 김해 등지와 함남 갑산 그리고 중국

성분

주로 CuO 31.8%, SO_3 32.06%, H_2O 36.08%이다.

효능

맛이 시고 떫으며, 약성은 차며, 독이 있다.1. 눈이 아픈 것을 낫게 한다. 2. 여성 생식기 질환, 자궁 경련에 효과가 있다. 3. 장복할 시 수명이 연장된다. 4. 적취를 제거한다. 5. 임파선염과 잘 낫지 않는 부스럼 등을 치료한다. 6. 독성 및 유해 물질을 토하게 한다. 7. 간질로 인한 발작 및 경련을 완화시킨다. 최토(催吐)[1], 해독수습(解毒收濕)[2], 식창거부(蝕瘡祛腐)[3], 풍담융통(風痰融通)[4]

1) 구토를 유발시켜 사기를 제거하는 효능.
2) 독성(毒性)을 없애주고 습기(濕氣)를 거두어들이는 효능.
3) 부스럼과 썩은 살을 제거하는 효능.
4) 풍담(風痰)이 제거하여 막혀있던 기혈이 통하게 하는 효능.

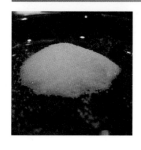

출처 : Drtony999, CC BY-SA 3.0 〈https://creativecommons.org/licenses/by-sa/3.0〉, via Wikimedia

다른 이름

소금(common salt)은 염화나트륨(NaCl, sodium chloride)을 주성분으로 하는 짠맛의 물질이다. 소금, 염, 함차, 함수, 대염, 융염, 함염, 백염, 해염, 조찰(취차, 티베트 명칭)

산지

이집트, 발칸반도, 한국, 중극 등

성분

일반적으로 식염을 천일염, 재제소금(재제조소금), 태움ㆍ용융소금, 정제소금, 기타소금, 가공소금으로 구분하고, 주로 염화나트륨(NaCl)이다.

효능

정혈, 해독, 소염, 백혈구 수치 증가 및 살균, 체질 개선, 위장장애 해소, 해열, 노폐물 제거 및 입 냄새 제거, 식용 증진, 외상 및 해독 치료 효과, 부패 방지 및 멸균 효과. 피부에 영향, 눈에 영향, 항암, 항바이러스 효과, 신경계와근골격계 영향. 양혈(涼血)[1], 청화(淸火)[2], 용토(涌吐)[3], 인약직달하초(引藥直達下焦)[4], 해독(解毒)[5]

1) 청열법(淸熱法)의 일종으로서, 혈분(血分)의 열사(熱邪)를 제거하는 치법.
2) 찬 성질의 약을 써서 화(火)를 없애는 방법.
3) 토(吐)해내게 하는 효능.
4) 약력(藥力)을 하초(下焦)로 바로 내리 닿게 하는 효능.
5) 독성(毒性)을 풀어주는 효능.

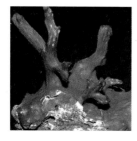

다른 이름

산호에 홍색인 것, 청색인 것, 선홍색인 것이 있는데, 담홍색에 가는 세로 무늬가 있다. 홍산호, 도색산호

산지

태평양 연안을 비롯하여 알제리 · 모로코 등 지중해 연안에 많은 편이다. 특히 빨간 산호는 이탈리아의 나폴리 · 제노바를 비롯하여 코르시카섬에서 많이 산출된다.우리나라의 동해와 호남의 제주에 산호가 난다.

성분

주로 탄산칼슘(CaCO3)이며 Sr과 정상관 관련이 있는 Fe, Mg, Cu 및 Zn 등 원소를 미량으로 함유한다.

효능

1. 뇌에 쌓여있는 피로물질을 말끔히 세척 2. 가벼운 현기증, 코피를 자주 흘리는 사람에게 효과 3. 침을 잘 흘리는 아이에게 효과 4. 사람의 피부를 보호 5. 산호 성분에는 사람의 뼈와 피, 근육에 필요한 물질들을 대량 함유, 청열해독(淸熱解毒)[1], 안신진경(安神鎭驚)[2], 소숙혈(消宿血)[3]

1) 열독(熱毒) 병증을 열을 내리고 독을 없애는 방법으로 치료하는 것을 이르는 말.
2) 정신을 안정시키고 경기(驚氣)를 진정시키는 치법.
3) 오랫동안 정체된 어혈(瘀血)을 제거하는 효능.

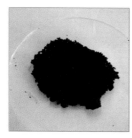

출처 : Leiem, CC BY-SA 4.0 〈https://creativecommons.org/licenses/by-sa/4.0〉, via Wikimedia Commons

다른 이름

쇠를 불에 달구어 불릴 때에 달아오른 쇠에서 떨어지는 부스러기. 칠설, 쇠찌, 쇠찌기, 쇠똥, 설철, 철소

산지

중국

성분

주로 사산화삼철(Fe3O4) 또는 자성 산화철(FeO, Fe2O3)

효능

간(肝)을 평온하게 하고 경련을 진정시키며 광증(狂症)과 열병(熱病)으로 헛소리하는 증세, 가슴이 두근거리고 쉽게 놀라거나 노(怒)하는 증세 및 부스럼 종독(腫毒)을 치료하는 약재. 거겁(祛怯)[1], 진정보혈(鎭靜補血)[2], 평간진경(平肝鎭驚)[3], 해독염창(解毒斂瘡)[4]

1) 겁이 나는 감정을 이겨서 쫓아 보내는 것.
2) 정신을 안정시키며 보혈(補血)하는 효능.
3) 간장(肝臟)의 기운을 조화롭게 유지하여 경풍(驚風), 경기(驚氣)를 안정시키는 효능.
4) 독성(毒性)을 없애주고 악창(惡瘡)이 곪은 것을 수렴시켜 새살이 돋게 하는 효능.

주사 (CINNABAR)

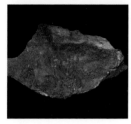

출처 : H. Zell, CC BY-SA 3.0
⟨https://creativecommons.org/
licenses/by-sa/3.0⟩, via Wikimedia
Commons

다른 이름
주사는 수은으로 이루어진 붉은 색의 황화 광물이다. 단주, 경면주사, 단사, 진사
산지
중국의 쓰촨성 · 후난성 등 한국은 황해도, 평남, 함북 등
성분
주로 황하수은(HgS)이며 Hg 86.22% S 13.7%이지만 웅황(AsS) 등이 함유된다.
효능
중국의 『신농본초경 神農本草經』에 소개된 이후 우리나라에도 많은 문헌에 소개되어 있다. 특히, 소아에게 급성 · 만성으로 발열이 심하면서 경련을 일으키고 정신이 혼몽할 때 사용하여 경련을 진정시키면서 열을 제거하는 효능을 얻는다. 또, 신경쇠약으로 나타나는 정신불안증과 자주 놀라고 가슴이 두근거리며 유정이 될 때도 유효하다. 그리고 밤에 잠자리에서 자주 놀라며 공포를 느끼고 안구에 출혈을 일으킬 때도 쓰인다.

『본초강목』안신(安神)1), 하기(下氣)2), 하사태(下死胎)3), 행혈(行血)4), 발두장(發痘漿)5), 보허(補虛)6), 벽장7), 소체(消滯)8), 열택안면(悅澤顔面)9), 익기명목(益氣明目)10), 조중(調中)11), 제번(除煩)12), 제심열(除心熱)13), 정경(定驚)14), 청심진경(淸心鎭驚)15), 청간명목(淸肝明目)16), 해독(解毒)17)

1) 담기허(膽氣虛) 또는 담열(膽熱)로 인하여 발생되는 양기조동(陽氣躁動), 심계(心悸), 실면(失眠), 경간, 광망(狂妄), 번조이노(煩躁易怒) 등의 병증이 있을 때, 정신을 안정시키는 방법.
2) 기(氣)를 내림.
3) 자궁 안에서 죽은 태아를 밖으로 나오게 하는 것.
4) 치법의 하나. 혈액순환을 촉진하는 방법으로서, 주로 어혈증(瘀血證)에 적용함.
5) 두진(痘疹)과 진물이 체표(體表)로 배출되도록 하는 효능.
6) 허한 것을 보하는 효능.
7) 습하고 더운 땅에서 생기는 독기 즉, 장기를 몰아내는 효능.
8) 음식물이 체한 것을 소화시키는 효능.
9) 얼굴의 모습을 윤택하고 밝게 하는 효능.
10) 기(氣)를 보익(補益)하고 눈을 밝게 하는 효능.
11) 중초(中焦)를 조화롭게 하는 효능.
12) 번조(煩躁)한 것을 제거하는 효능.
13) 심(心)의 열(熱)을 제거하는 효능.
14) 놀란 것을 그치게 하는 효능.
15) 심열을 식혀서 열로 인해 경기하는 것을 다스리는 효능.
16) 간(肝)을 식혀주며 눈을 맑게해주는 효능.
17) 독성(毒性)을 풀어주는 효능.

철화분(鐵華粉)

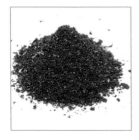

다른 이름
철연분, 철염분, 설상, 칠분, 철락
산지
이집트, 발칸반도, 한국, 중국 등
성분
철을 두드려서 조각을 만들어 소금물을 뿌린 다음, 식초를 넣은 그릇 속에 100일 정도 담가 두면 쇠 위에 녹이 슨다. 이것을 긁어서 부드럽게 가루를 낸 것이다. 주소 초산 제일철(Fe[C2H2O2]2,H2O)이다.

효능

성질이 평범하고, 맛은 짜며, 독이 없다. 정신과 마음을 편하게 하고, 골수를 튼튼하고 강하게 하며, 장수하게 한다. 또한, 흰 머리를 검게 한다고 한다. 《본초강목》에 의하면 모든 쇠는 직접 알약이나 가루약에 넣지 않고 그 쇠를 끓인 물을 사용하지만, 철화분만은 약에 직접 넣어 알약이나 가루약을 만든다고 한다. 거백병(祛百病)[1], 강지력(强志力)[2], 견골수(堅骨髓)[3], 변백발(變白髮)[4], 속절상(續絶傷)[5], 소종(消腫)[6], 양혈기(養血氣)[7], 윤고학[8], 제풍사(除風邪)[9], 진오장(鎭五臟)[10], 행진액(行津液)[11]

---

1) 모든 병을 제거한다는 뜻의 용어.
2) 어떤 일을 이루려고 하는 뜻과 의지를 굳건히 하는 것.
3) 골수(骨髓)를 견고하게 하는 효능.
4) 흰 머리를 검은 머리로 바꾸는 효능.
5) 뼈나 근육이 끊어진 것을 이어주는 효능.
6) 옹저(癰疽)나 상처가 부은 것을 가라앉히는 치료법.
7) 혈기(血氣)를 동시에 자양(滋養)하는 효능.
8) 마른 곳을 적셔주는 효능.
9) 풍사(風邪)를 제거하는 효능.
10) 오장(五臟)을 진정시키는 효능.
11) 인체의 생리적인 수액대사인 진액(津液)을 소통시켜 주는 효능.

망초(NATRII SULFAS)

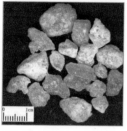

출처 : "Mang Xiao" by TCM Wiki
is licensed under CC BY-SA 4.0

다른 이름
박소에서 산출된 광물의 한 종류. 마아소, 영소, 분소, 망초
산지
중국
성분
주로 사산화삼철(Fe3O4) 또는 자성 산화철(FeO, Fe2O3)
효능
오랜 열병(熱病)으로 위(胃)의 기능이 실조된 경우를 치료한다. 사기
(邪氣)를 물리치고 혈액이 정체되는 것을 없애며, 복강 내에 담(痰)이
뭉쳐지는 것을 없애고, 경맥(經脈)을 잘 통하게 하고, 대소변(大小便)

과 월경(月經)이 잘 나오게 한다. 소변이 시원하게 나오지 않는 증상을 치료하고, 신진대사를 촉진한
다. 임파선염과 황달을 치료하며, 전염병에서 열사(熱邪)가 울체되는 것을 치료하며 나쁜 피를 제거한
다. 낙태시키는 작용이 있으며, 옻 오른 증상에 바른다. 사하[1], 연견[2], 해독소종(解毒消腫)[3], 산적(散
積)[4], 이수사하(利水瀉下)[5], 이뇨(利尿)[6], 파견산적(破堅散積)[7]

---

1) 대변을 순조롭게 하고 실열(實熱)을 없애며 수음(水飮)을 제거하는 효능.
2) 대변(大便)이나 종괴(腫塊) 등의 딱딱하게 굳은 것을 무르게 해주는 효능.
3) 해독(解毒)하여서 피부에 발생된 옹저(癰疽)나 상처가 부은 것을 삭아 없어지게 하는 효능.
4) 적체된 것을 해소하는 효능.
5) 소변(小便)을 잘 나가게 하고 대변(大便)도 내려주는 효능.
6) 소변이 잘 나오게 하는 효능.
7) 단단하게 뭉친 것을 깨뜨리고 정체되어 쌓인 것을 흩어주는 효능.

화예석(OPHICALCITE)

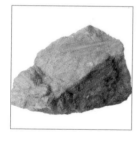

다른 이름
화유석, 백운석, 화예석
산지
중국
성분
주로 칼슘(Ca), 마그네슘(Mg)의 탄산염에 소량의 철염, 알루미늄
염 및 Zn,Cu,Co,Ni,Cr,Cd,Pb등 원소 및 소량의 산 불용물이 혼입
되어 있다.
효능
《본초강목》에 의하면 이 돌은 혈액을 물로 변하게 한다고 알려져 있다. 쇠붙이로 인한 상처인 종창을
치료하고, 지혈을 시키며, 출산 후 자궁에서 피가 흘러 정신이 흐리고 어지러운 병증과 어혈을 치료한
다. 유황과 함께 구워서 복용하거나 센 불에 달궈서 물에 담근 다음 곱게 가루를 내어 사용한다. 위급
한 경우에 사용하려면 긁어서 가루를 낸 다음 상처 부위에 붙인다. 하사태(下死胎)[1], 지혈화어(止血化
瘀)[2], 거악혈(祛惡血)[3], 낙포의(落胞衣)[4]

---

1) 자궁 안에서 죽은 태아를 밖으로 나오게 하는 것.
2) 출혈을 멈추게 하고 어혈(瘀血)을 없애는 치법.
3) 악혈(惡血)을 제거한다는 뜻의 용어.
4) 출산시 태반의 배출을 촉진하는 효능.

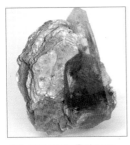

출처 : Rob Lavinsky, iRocks.com
CC-BY-SA-3.0, CC BY-SA 3.0
〈https://creativecommons.org/
licenses/by-sa/3.0〉, via
Wikimedia Commons

다른 이름

운모는 백운모와 흑운모 모두 화강암과 같은 심성암에서 꽤나 흔히 발견되는 광물로서 규산염 광물들에 대한 총칭이다. 돌비늘, 운화, 인석, 운분석, 금성석, 운담, 운모실 등

산지

19세기까지 유럽에서는 공급 부족 때문에 운모의 가격이 매우 비쌌는데, 19세기에 아프리카와 남미에서 운모가 발견되면서 그 값이 급격히 내려갔다. 1933년까지는 생산량이 35t 정도였으나, 1934년에는 수요가 급증하여 생산량이 100t에 달하였고, 1938년에는 국내 운모광업의 전성시대를 이루었다. 현재 우리나라에서는 국내 수요가 많지 않으며, 생산량은 극히 적은 형편이다.1906년에 함경남도 단천군 북두일면 연동의 포수광산에서 대형의 금운모가 발견되었다. 한국, 중국

성분

알루미늄(Al), 칼륨(K)의 함수규산염이다.

효능

동양의 의학을 집대성한 동의보감에 '운모(雲母)의 성질은 평(平)하고 맛은 달며(甘) 독이 없다. 오장을 편안하게 하고, 눈을 밝게 하며, 중초를 보하고, 이지를 멎게 한다.' 고 쓰여있다. 의과학자들이 연구한 결과 '운모' 는 암세포를 직접 죽이는게 아니라, NK세포와 대식세포 기능을 활성화시켜 암세포와 맞서 싸워 이기도록 해주는 역할을 하는 것으로 밝혀지기도 했다. 견고근리(堅固筋理)[1], 거열해독(祛熱解毒)[2], 납기추담(納氣墜痰)[3], 보폐하기(補肺下氣)[4], 안심진경(安心鎭驚)[5], 지혈염창(止血斂瘡)[6]

---

1) 근육과 주리를 건고하게 하는 효능.
2) 열(熱)을 제거하고 독(毒)을 푸는 효능.
3) 신(腎)이 허한 것을 보하여 납기(納氣)기능이 장애된 것을 치료하여 담(痰)을 없애는 효능.
4) 폐(肺)를 보하고 기(氣)를 아래로 내리는 효능.
5) 심기(心氣)를 안정시켜 경기(驚氣)를 가라앉히는 효능.
6) 지혈(止血)하고 창(瘡)를 수렴하는 효능.

백반(ALUMEN)

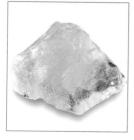

다른 이름

백반은 황산 알루미늄 · 알칼리 금속 · 암모늄 등 황산염과의 복염의 총칭이다. 명반, 설반, 생반, 반석, 마치반, 명석, 류서반, 우택 등

산지

백반석은 15세기 이탈리아 로마 인근 지역인 톨파(Tolfa)에서 처음으로 발견. 한국, 중국, 일본 등

성분

주로 염기성 환산 칼리알루미늄(KAl3[SO4]2[OH]6)이다.

효능

효능은 거담작용이 있어서 가래가 인후를 막고 마비 증상을 일으키는 인후염에 효험, 중풍 초기 증상에 말을 못 하고 정신이 혼몽하여 사람을 알아보지 못할 때 풍담(風痰)을 치료한다. 폐결핵으로 열이 심하면서 기침과 가래를 배출하는 증상에 쓰이고 가슴이 답답하면서 번조와 갈증을 일으킬 때도 효력을 보인다. 만성 위장 질환과 위 및 십이지장 궤양에 환을 만들어 복용하면 치유되고 급성간염으로 몸이 붓고 노랗게 되며 소변을 잘 못 볼 때 효력을 나타낸다. 부인의 자궁 탈수에 수축작용을 얻고 백대하에도 살균작용과 수렴작용으로 효과를 얻게 된다. 또한, 살균작용은 피부의 건선과 옴, 임파선염 등에 효력을 나타낸다. 생진(生津)[1], 해제독(解諸毒)[2], 식악(蝕惡)[3], 견골(堅骨)[4], 개폐(開閉)[5], 거담(祛痰)[6], 거제풍담(祛除風痰)[7], 살충(殺蟲)[8], 조습타담(燥濕墮痰)[9], 정통(定痛)[10], 지양(止痒)[11], 지혈화부(止血化腐)[12], 지사(止瀉)[13], 해열(解熱)[14], 해갈(解渴)[15]

---

1) 진액을 자양하는 약물을 사용하여 고열 등의 원인으로 인한 진액 손상을 치료하는 방법.
2) 배 속에 있는 독충(毒蟲)을 치료하는 처방.
3) 악육(惡肉)을 제거하는 효능.
4) 뼈를 견고하게 하는 효능.
5) 막힌 것을 열어주는 효능.
6) 화담(化痰), 소담(消痰), 척담(滌痰)이 있으며 주로 담(痰)을 제거하거나 담(痰)이 생기는 원인을 없애는 방법.
7) 풍담(風痰)을 제거하는 효능.
8) 기생충을 없애는 효능.
9) 습(濕)을 말려주며 담(痰)을 없애주는 효능
10) 통증을 그치게 하는 효능.
11) 양증(痒症)을 치료하는 효능.
12) 지혈(止血)하고 썩은 피부를 치료하는 효능.
13) 설사(泄瀉)를 치료하는 효능.
14) 열을 내리는 효능.
15) 갈증(渴症)을 풀어주는 효능.

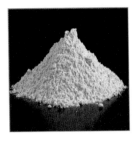

다른 이름

붕사는 붕소 화합물 봉사, 월석, 분사, 백붕사, 대붕사

산지

아시아 각지, 중국

성분

주로 붕산나트륨($Na_2B_4O_7$, $10H_2O$)이며 순수할 경우 Na_2O 16.26%, B_2O_3 36.51%, H_2O 47.23%, 소량으로 Pb, Cu, Ca, Al, Fe, Mg, Si 등

효능

의약용으로는 콘택트렌즈 헹굼액, 소독 후의 헹굼액, 기저귀 발진 등에 국소적으로 사용하는 연고제로 사용하며, 약한 가정용 살충제. 생진(生津)[1], 거구취(祛口臭)[2], 성주(醒酒)[3], 제구니[4], 지수(止嗽)[5], 청열소담(清熱消痰)[6], 파적(破積)[7], 해독방부(解毒防腐)[8]

1) 진액을 자양하는 약물을 사용하여 고열 등의 원인으로 인한 진액 손상을 치료하는 방법.
2) 구취(口臭)를 제거한다는 뜻의 용어.
3) 술을 깨는 효능.
4) 기름진 때를 없애는 효능.
5) 기침을 그치게 하는 효능.
6) 열을 식히고 담을 제거하는 효능.
7) 몸 안의 적취(積聚)를 깨트리는 효능.
8) 독성(毒性)을 없애주고 부패되는 것을 방지하는 효능.

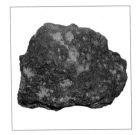

다른 이름

백미

산지

비소는 1280년 독일의 연금술사 마그누스가 황화비소(As_2S_3)를 비누와 함께 가열해서 분리한 것이 최초로 본다. 아시아 각지, 중국

성분

삼산화이비소(As_2O_3)

효능

난치병이라 여겨진 매독의 치료약으로 사용비소를 함유한 대표적인 광물 중 하나인 웅황은 고대부터 중국을 비롯한 동아시아에서 약재로 활용. 거담절학[1], 살충(殺蟲)[2], 식악육(蝕惡肉)[3]

1) 담(痰)을 제거하고 학질을 다스리는 효능.
2) 기생충을 없애는 효능.
3) 썩은 살을 제거하는 효능.

연상 (PLUMBI ACETAS)

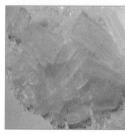

출처 : Dormroomchemist at English Wikipedia, CC BY 3.0 〈https://creativecommons.org/licenses/by/3.0〉, via Wikimedia Commons

다른 이름
현백, 연백상, 연당, 와분, 연화, 분석, 정분, 광분
산지
중국 각지
성분
주로 초산납($Pb[C_2H_3O_2]_2$, $3H_2O$) 이며 소량의 수은(Hg)이 함유된다.
효능
청심폐열(淸心肺熱)[1], 추담진경(墜痰鎭驚)[2], 추간풍화(墜肝風火)[3], 해독염창(解毒斂瘡)[4], 지사지혈(止瀉止血)[5]

1) 심과 폐의 열기를 식히는 효능.
2) 담을 강하게 깨뜨려 제거하고 담으로 인한 경기를 진정시키는 효능.
3) 치성한 간의 풍화를 강하게 내려주는 효능.
4) 독성(毒性)을 없애주고 악창(惡瘡)이 곪은 것을 수렴시켜 새살이 돋게 하는 효능.
5) 설사(泄瀉)를 그치게 하고 지혈(止血)하는 효능.

흑운모(BIOTITE)

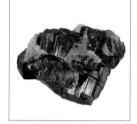

다른 이름
흑운모는 화성암과 변성암에 흔히 발견되는 광물 중 하나다. Biotite는 운모에 많은 업적을 남긴 프랑스 과학자 비오트(Jean - Baptiste Biot, 1774~1862)의 이름에서 유래. 한국어와 조선어는 흑운모, 중국어 일본어는 黑雲母이며, '검은색 운모' 를 뜻한다.
몽석, 금몽석
산지
9세기까지 유럽에서는 공급 부족 때문에 운모의 가격이 매우 비쌌는데, 19세기에 아프리카와 남미에서 운모가 발견, 중국.
성분
주로 함수 카리 알루미늄($H,K)2(Mg,Fe)2Al2[SiO4]3$또는 $K_2O_4(Mg,Fe)O$, $2Al_2O_3$, $6SiO_2$, H_2O
효능
1. 사람에게는 신진대사를 원활하게 하고, 기(氣)를 도우며 노화를 방지하고, 면역력을 강화하며 통증을 완화하고 질병 예방에 효과가 있다고 보고 되었다.

2. 동물에게는 신진대사가 원활하여 활동량이 증가하고, 사료와 같이 투여했을 때 육질이 개선되며, 설사를 예방, 면역력 증강에 도움을 주고, 일부 천연 항생제로 사용 가능하다. 특히 돼지에 투여했을 때는 육질을 개선되며 냄새를 없애고, 불포화지방산이 증가하여 식물성 지방에 가까워진다고 보고 되어있다.

3. 물고기에 투여했을 때에는 수중 용융 산소량이 증가하여 활동이 활발해지고 육질이 개선되며, 수질 오염이 감소하고 이끼 등의 발생을 억제한다고 보고 되었다.

4. 식물에게 투여했을 때에는 토양의 활력이 증진되어 산성화를 방지하며, 유해가스를 흡착하여 토양 오염을 방지하고, 식물의 생리기능을 조절하여 발육을 촉진하며 작물의 품질이 향상되고 병충해 방지와 토양개량의 효과가 있으며 천연광물이므로 오염 중독된 흙을 회생시킨다고 보고 되었다. 소식공적(消食攻積)[1], 평간진경(平肝鎭驚)[2], 하기추담(下氣墜痰)[3]

---

1) 심하게 정체된 음식을 소화시키고 적취를 제거하는 효능
2) 간장(肝臟)의 기운을 조화롭게 유지하여 경풍(驚風), 경기(驚氣)를 안정시키는 효능.
3) 기운을 아래로 내려 담(痰)이 떨어지게 하는 효능.

석유황(SULFUR)

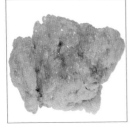

다른 이름
유황, 석유황, 황아, 번류, 구령황동, 황뇨사, 백유황, 유황화, 토류황, 왜류황, 유황, 영황, 염수, 승화류

산지
화산지역, 한국, 중국 등

성분
순수한 것 유황(S) 99%이다.

효능
대장을 소통시키는 효능.기생충을 없애는 효능. 지혈(止血)[1], 장기부(長肌膚)[2], 장양도(壯陽道)[3], 장양보화[4], 요창(療瘡)[5], 보화(補火)[6], 살충(殺蟲)[7], 해독(解毒)[8]

---

1) 출혈(出血)을 그치게 하는 효능.
2) 근육과 뼈를 견고하게 하는 효능.
3) 양도(陽道)를 튼튼히 하는 효능.
4) 약물로 비신(脾腎)의 양기를 회복시키는 방법.
5) 창(瘡)을 치료하는 의미.
6) 명문(命門)의 화(火)를 보양하는 효능.
7) 기생충을 없애는 효능.
8) 독성(毒性)을 풀어주는 효능.

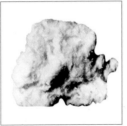

출처 : IbrZulya, CC BY-SA 4.0
〈https://creativecommons.org/
licenses/by-sa/4.0〉, via
Wikimedia Commons

다른 이름
하명반, 자백반, 파석
산지

성분
무수 황산 칼리알루미늄(KaI[So4]2)
효능
수렴(收斂)[1], 방부(防腐)[2], 탈장(脫腸)[3]을 치료하며 임상에서는 외용으로 많이 쓴다.

1) 넓게 펼쳐진 기운을 안으로 모으는 것을 말하는 것.
2) 썩는 것을 방지하는 효능.
3) 장기(臟器)의 일부분이 본래 있어야 할 곳에서 벗어난 증상.

백석지(KAOLINITE)

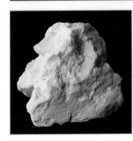

다른 이름
백석지 적석지에서 산화제이철이 없는 알칼리운모기원의 알칼리질 kaolin에서 형성된 백색의 지방광택을 나타내는 점토다.고령토, 백도토, 백부
산지
중국
성분
수화규산알루미늄(Al4[Si4O10][OH]8)이다.
효능
몸안의 수기(水氣)를 아래로 내리는 효능. 설사를 그치게 하는 효능. 출혈(出血)을 그치게 하는 효능. 오장(五臟)을 편안하게 하는 효능. 삽장고탈(澁腸固脫)[1]

1) 대변이 저절로 나와 참을 수 없는 것을 치료하는 효능임

황토(LOESS)

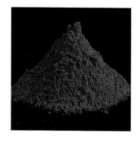

다른 이름
호황토, 좋은 황토, 호토

산지
세계에서 가장 큰 황토 분포지는 북위 24~55° 사이에 있다. 중국에서는 황허 강 지방에서 나타나고 아시아 내륙에서는 대륙 사막들의 주변부에 나타나며, 중앙 아시아에서는 카자흐스탄과 우즈베키스탄, 중국 톈산 산맥의 내륙 지역, 카스피 해 동쪽에 나타난다. 시베리아에서는 바이칼 호와 레나 강을 따라서 나타나고 오브 강과 예니세이 강의 집수유역 남쪽에 있는 광범위한 지역에서도 나타난다. 유럽에서는 사우스 러시아 평원, 도나우 분지 내의 몇몇 지역들, 라인 강유역, 게르만-폴란드 평원 지역에 존재했던 내륙성 빙모의 주변부, 파리 분지 등지에 광범위하고 교란되지 않은 황토층이 나타난다. 북아메리카의 황토는 플랫·미주리·미시시피·오하이오 강 등과 같은 강유역에 발달하는 평야와 컬럼비아 대지를 덮고 있다. 남반구에서 황토는 남위 30~40° 사이에 분포하는데, 우루과이와 아르헨티나에 나타나는 '팜파스 황토'와 뉴질랜드의 일부 지역은 가장 중요한 황토 지역에 포함된다. 한국 등

효능
황토 내 효소 1. 카탈라제 효소 : 몸의 독소인 과산화지질이 중화 내지 희석된다. 2. 디페놀 옥시다아제 효소 : 흙 속의 미생물과 효소가 상호 작용하여 이런 산화력, 분해력을 강하게 발산시키는 것으로 이해되고 있다. 3. 사카라제 효소 : 효소사카라제 활성을 측정한 결과 황토의 활성이 흑토보다 큰 것으로 나타난다. 4. 프로테아제 효소 : 동물성 폐기물(사체)도 가수분해를 거쳐 무기질화하며 흙 속 정화작용, 즉 분해된다. 암, 종기, 기타 부패한 세포는 황토의 도움으로 순식간에 분해, 파괴한다. 고운 황토로 환부를 덮어놓으면 환부가 분리되어 분해되고 새살이 돋아난다. 곪은 상처나 체내의 독소 해독을 위해 1일 8시간 정도씩 여러 날 동안 진흙, 찜질, 삼림욕을 하게 되면 큰 효과를 볼 수 있다.
이습(利濕)[1], 건비(健脾)[2], 개위(開胃)[3], 소식(消食)[4], 화중해독(和中解毒)[5]

---

1) 이수약(利水藥)으로 하초(下焦)의 수습(水濕)을 소변으로 나가게 하는 치료방법.
2) 비(脾)가 허(虛)한 것을 보(補)하여 운화기능(運化機能)이 약화된 것을 치료하는 방법.
3) 위(胃)를 열어주는 효능.
4) 음식을 소화시키는 효능.
5) 중초(中焦)를 조화롭게 하여 독을 풀어주는 효능.

감토(BENTONITE)

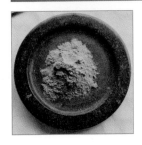

다른 이름
몬모릴로나이트(Montmorilonite)백단, 백선, 단도, 토정, 팽윤토
산지
중국
성분
주로 수화규산알루미늄(Al2O3,SiO2,H2O)과 소량의 Ca,Mg 및 제일
철을 포괄한다.
효능
해독살균(解毒殺菌)

녹반(MELANTERITE)

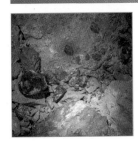

다른 이름
황산 제1철을 주성분으로 하는 광석. 홍반, 청반, 흑반, 조반
산지
중국
성분
내부는 백색이나 바깥 면은 녹색으로 투명하고 유리 광택이 있으
며, 공기 중에 오래 두면 엷은 황색으로 변한다. 천연 녹반은 주로
황산제이철(FeSO4,7H2O)을 함유하지만, 산지에 따라 함유하는 불
순물이 다르다.

효능
습사(濕邪)를 없애고 가래를 삭이며 독을 제거하고 기생충을 구한다. 황산 제1철은 조혈기를 자극하
여 적혈구 생성을 빠르게 한다. 후두염, 구내염, 치은염, 습진, 악성 종기, 옴, 빈혈, 배가 붓는데 등에
쓴다. 조습화담(燥濕化痰)[1], 조습살충(燥濕殺蟲)[2], 보혈소적(補血消積)[3], 해독염창(解毒斂瘡)[4]

---

1) 습담(濕痰)을 치료 방법.
2) 습진 것을 말리고 벌레를 제거하는 치료 방법.
3) 혈(血)을 보하여 적체된 것을 없애는 효능.
4) 독성(毒性)을 없애주고 악창(惡瘡)이 곪은 것을 수렴시켜 새살이 돋게 하는 효능.

여석(ARSENOPHYRITE)

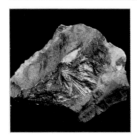

다른 이름
청분석, 고양석, 백여석, 서향, 석염
산지
중국
성분
주로 바황화철(FeAsS)이며, 비소의 삼이산화물. 흰색 가루의 양성 산화물이다.
효능
거삼충(祛三蟲)[1], 익정명목(益精明目)[2], 이위제번(利胃除煩)[3], 청열지갈(淸熱止渴)[4], 파적취(破積聚)[5]

---

1) 회충(蛔蟲)인 장충(長蟲), 생긴 모양이 생고기 같은 적충(赤蟲), 요충(蟯蟲)을 제거한다는 뜻의 용어.
2) 정기(精氣)를 보익(補益)하고 눈을 밝게 하는 효능.
3) 위(胃)를 이롭게 하고 답답한 것을 없애는 효능.
4) 열기를 식히고 진액이 손상되어 생긴 갈증을 멎게하는 효능.
5) 몸 안의 적취(積聚)를 흩어주는 효능.

연분(HYDROCERUSSITE)

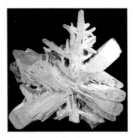

출처 : Rob Lavinsky, iRocks.com-
CC-BY-SA-3.0

다른 이름
분석, 연화, 호분, 정분, 와분, 광분, 수분, 관분, 소분
산지
기원전 4세기의 그리스 고분과 진나라와 한나라 때의 고분들에서 발견되었으므로, 연분은 동서양에 분포
성분
염기성 탄산납이며 $2PbCO_3.Pb[OH]_2$로 표시한다.
효능
허준의 『동의보감』에 의하면, 연분은 성질이 차고(寒), 악성 부스럼 [惡瘡]을 다스리고 징가[1] 와 적취(積聚)[2] 등을 치료하는 데 쓴다. 또한, 성질이 체(滯)하여 이질(痢疾) 등을 그치게 한다. 연분은 이렇게 약으로 쓰이는 외에 그림을 그릴 때 흰 안료(顔料)와, 여자들이 얼굴을 화장할 때 바르는 분가루로 사용되었다. 살충해독(殺蟲解毒)[3], 소적(消積)[4], 추담소창(墜痰消脹)[5]

---

1) 뱃속에 덩어리가 생기는 병
2) 체증이 오래되어 덩어리가 지는 병
3) 기생충을 없애고 해독하는 효능.
4) 적취(積聚)를 제거하는 효능.
5) 담을 강하게 깨뜨려 제거하고 담으로 인해 배가 그득한 것을 완화시키는 효능.

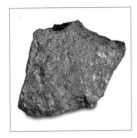

다른 이름
흑석회
산지

성분

효능
살백충(殺百蟲)[1], 소적산취(消積散聚)[2]

---

1) 모든 기생충을 없애는 효능.
2) 적취(積聚)를 제거하는 효능.

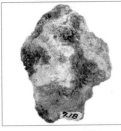

출처 : "Mi Tuo Seng" by TCM
Wiki is licensed under CC BY-SA 4.0

다른 이름
수은분, 홍분, 초분, 이분, 감홍 등 1596년에 저술된 이시진의
『본초강목(本草綱目)』에는 정제된 경분을 분상, 수은상, 백설, 백
령사라고 했다.
산지
한국, 중국
성분
주로 염화제일수은(Hg_2Cl_2) 또는 염화수은($HgCl_2$)
효능
독을 공격하고 살충시키는 효능이 강하며, 소양시키는 효능이 있어
외과의 요약이다. 개선, 매독을 주로 치료하고, 기타 완선, 렴창, 창
양, 습진 등을 치료한다. 내복하면 대소변을 통하게 하며 수종을 축수시키므로, 수종, 고창, 담연의 적
체, 대소변비결 등을 치료한다. 단 독성이 강하므로 신중히 사용한다. 외용: 매독(梅毒)[1], 감창(疳瘡)[2],
개선(疥癬)[3], 양진(痒疹)[4], 내복: 거담소적(祛痰消積)[5], 축수통변(逐水通便)[6]

---

1) (1) 양매창(楊梅瘡). (2) 양매결독(楊梅結毒).
2) 소아의 배가 불러 오면서 힘줄이 나타나는 병증.
3) 풍독(風毒)의 사기가 피부 얕은 데에 있는 것을 개(疥)라 하고 풍독(風毒)의 기운이 피부 깊은 곳에 있는 것을 선(癬)이라고 함
4) 피부가 가렵고 아픈 증상.
5) 담(痰)을 제거하고 적(積)을 없애는 효능.
6) 수기를 제거하고 소변이 잘 나오게 하는 효능.

노감석(CALAMINE SMITHONITUM SEU HYDROZINCITUM)

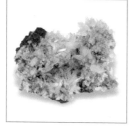

다른 이름

감석, 노감석, 양간석, 부수감석, 제감석, 노안석, 건석, 백노감석, 양감석, 노산석

산지

한국 강원도, 황해도, 중국 황서, 서천, 운남, 호남

성분

탄산아연(ZnCO3)탄산염류광물인 방해석족의 능자광을 채취한 후 잡석을 제거하고 세정하여 볕에 말린 것. 노감석은 대한민국약전외 한약(생약)규격집에 수록된 한약재로, 탄산염광물 능아연석이나 수아연석으로 된 단일 광물의 집합체 또는 능아연석이 위주인 다광물의 집합체이다.

효능

동의보감에는 눈병을 치료하는 군약이다. 경악전서에는 맛은 달고 떫으며 성질은 따뜻하다. 출혈을 멎게 하거나 종독을 삭일 수 있고, 새 살이 돋게 하고 창구(瘡口)를 아물게 하며, 눈 속의 예막과 붉은 종기를 제거하며, 습으로 짓무른 것을 수습한다. 용뇌와 함께 점안해 주면 눈 속의 여러 가지 병을 치료한다. 염창(斂瘡)[1], 수습(收濕)[2], 퇴예(退翳)[3], 명목(明目)[4], 지양(止痒)[5], 해독(解毒)[6]

1) 창(瘡)을 아물고 수렴시키는 효능을 가리키는 용어.
2) 정체되어 있거나 새로 생긴 습(濕)을 거두어 드리는 생리작용 혹은 치료 방법.
3) 예막을 치료하는 효능.
4) 눈을 밝게 하는 효능.
5) 양증(痒症)을 치료하는 효능.
6) 독성(毒性)을 풀어주는 효능.

동록(MALACHITE)

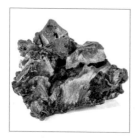

다른 이름

구리에 녹이 슨 것, 동청

산지

중국 전국, 주산지는 중국 하북성

성분

구리그릇에 생긴 녹을 긁어모은 것.주로 염기성 탄산동(Cu2CO3[OH]2)과 염기성 초산동

효능

간경(肝經)·담경(膽經)에 작용한다. 예막과 궂은 살을 없애고 헌데를 잘 아물게 하며, 기생충을 구제하고 가래를 토하게 한다. 예막, 붕와직염, 치질, 악성 종기, 후비, 궤양성 치은염, 염창, 신경성 피부염, 풍담(風痰)으로 의식을 잃는 데 등에 쓴다. 퇴예명목[1], 거부염창(祛腐斂瘡)[2], 살충해독(殺蟲解毒)[3], 용토풍담(涌吐風痰)[4]

1) 예막을 없애고 눈을 밝게 하는 효능.
2) 썩은 것을 제거하고 부스럼이나 상처가 유합되지 않은 것을 수렴시켜주는 방법.
3) 기생충을 없애고 해독하는 효능.
4) 풍담(風痰)을 토(吐)해내게 하는 효능.

맥반석(MAIFANITE)

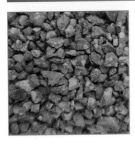

다른 이름
조리항색마석, 조리황석, 아배석, 석빙편, 장수석, 건강석, 연산석, 마아사, 두사석, 황석, 백맥반석

산지
경상북도 예천, 경산, 청도 등이 있다. 전라남도 해남과 진도 일부에서 채취. 중국 등

성분
반암에 속하는 암석. 석영과 장석이 섞여 보리밥으로 만든 주먹밥(맥반)같다고 하여 맥반석이라 불린다. 맥반석은 지질학적 암석명은 아니다. 중국의 한방의학에서 사용한 용어로 알려졌고, 지질학적으로 분류하자면 화강암류에 속한다. SiO_2 67.40%, Al_2O_3 16.20%, CaO 1.63 MgO 0.59, Fe_2O_3 2.806

효능
거부생근(祛腐生筋)[1], 익간건위(益肝健胃)[2], 이뇨화석(利尿化石)[3], 익수연년(益壽延年)[4], 제한거습(除寒祛濕)[5], 해독산결(解毒散結)[6], 활혈화어(活血化瘀)[7]

---

1) 썩은 살을 제거하고 근육을 생기게 하는 효능.
2) 간(肝)을 보익(補益)하고 위(胃)를 튼튼히 하는 효능.
3) 소변(小便)을 잘 나오게 하고 결석(結石)을 없애는 효능.
4) 장수하게 하는 효능.
5) 한(寒)을 제거하고 습(濕)을 제거하는 효능.
6) 독성(毒性)을 없애주고 뭉친 것을 풀어주는 효능.
7) 혈(血)의 운행을 활발히 하여 어혈(瘀血)을 없애는 효능.

백강단(HYDRAGYRUM CHLORATUM)

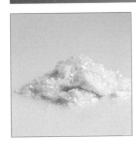

다른 이름
강약, 수화단, 승홍

산지
중국

성분
주로 이염화수은($HgCl_2$)와 염화제일수은(Hg_2Cl_2)이다.

효능
일체(一切)의 정독을 치료하는 처방임. 퇴관생근(退管生筋)[1], 살균방부(殺菌防腐)[2], 제농발독(提膿拔毒)[3]

---

1) 상처의 누관(漏管)을 없애고 근육을 생하게 하는 것을 뜻하는 용어.
2) 균을 없애고 썩지 않게 하는 효능.
3) 고름을 제거하고 독(毒)을 체외로 배출시키는 효능.

밀타승(LITHARGITE)

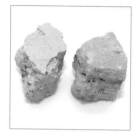

다른 이름

몰다승, 타승, 노저, 몰다, 은지, 담은, 금노저, 은노저

산지

중국

성분

오렌지색을 띠는 침상의 세립질 광물과 백색을 띠는 괴상의 조립질 광물로 구성되어 있다. 주로 산화납(PbO)이며 소량의 모래. 금속납(Pb),이산화납(PbO_2)이 혼재한다.

효능

창과 충독을 치료해주고 액취(암내)를 제거하는 효과가 있다. 조습(燥濕)[1], 염창(斂瘡)[2], 보장(補臟)[3], 방부(防腐)[4], 살충(殺蟲)[5], 소적(消積)[6], 안심(安心)[7], 염수발(染鬚髮)[8], 지혈(止血)[9], 진겁(鎭怯)[10], 진경(鎭驚)[11] 구내염, 궤양증, 치질, 종독, 음을 다스리기도 한다. 동의보감에는 기미와 반점 치료에 효능.

---

1) 고조(苦燥)한 약물로 습사(濕邪)를 제거하는 방법으로 중초습증(中焦濕證)에 적용.
2) 창(瘡)을 아물고 수렴시키는 효능을 가리키는 용어.
3) 장부(臟腑)를 보(補)하는 것.
4) 썩는 것을 방지하는 효능.
5) 기생충을 없애는 효능.
6) 적취(積聚)를 제거하는 효능.
7) 심기(心氣)를 안정시키는 효능.
8) 머리와 수염을 검게 하는 효능.
9) 출혈(出血)을 그치게 하는 효능.
10) 두려워 하는 것을 편안하게 진정시키는 효능.
11) 발작 등의 증상을 진정시키는 효능.

삼선단(HYDRARGYRI OXYDUM RUBRUM)

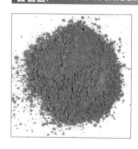

다른 이름

승약, 삼백단, 장수원

산지

중국

성분

주로 산화수은(HgO)이고 질산수은($Hg[NO_3]_2$)도 함유한다.

효능

심신이 쇠약하여 양(陽)이 허할 때 처방하는데, 신장과 방광에 양기가 부족하고 몸이 차서 귀가 먹고 눈이 어두워지는 경우에 치료를 위하여 처방한다. 염농발독(斂膿拔毒)[1], 제부생근(除膚生筋)[2]

---

1) 고름을 빼내서 독을 없애는 효능.
2) 썩은 피부를 제거하고 근(筋)이 생기도록 하는 효능.

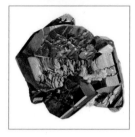

다른 이름
백석, 해석, 광석
산지
중국
성분
주로 금속석(Sn)이다. 탄소족 원소의 하나. 은백색의 고체 금속으로, 연성과 전성이 크며 녹슬지 않는다.
효능
공독살충(攻毒殺蟲)[1], 거부생근(祛腐生筋)[2]

---

1) 공독(攻毒)의 방법으로 몸에있는 회충(蛔蟲)을 살(殺)하는 방법.
2) 썩은 살을 제거하고 근육을 생기게 하는 효능.

석뇌유(CRUDE PETROLI)

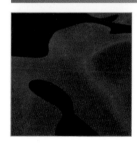

다른 이름
석유, 녹연지, 웅황유, 유황유, 지지, 이유, 석촉, 화정유, 화유, 석칠, 석지루
산지
중국
성분
탄소화합물류
효능
해독살충(解毒殺蟲)[1], 진경공독(鎭驚功毒)[2], 화담평천(化痰平 喘)[3]

---

1) 해독(解毒)하고 기생충을 제거하는 것을 이르는 용어.
2) 잘 놀라는 것을 진정시키고 독기(毒氣)를 제거하는 효능.
3) 담(痰)을 삭혀 기침을 그치게 하는 효능.

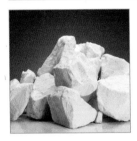

다른 이름
악회, 석악, 염회, 백회, 단석, 광회, 백호, 악석, 철회
산지
중국, 한국(강원도)
성분
탄산칼슘($CaCO_3$)을 주성분으로 하는 수성암의 일종. 주로 산화칼슘(CaO) 또는 수산화칼슘($Ca[OH]_2$)이다.
효능
해독식부(解毒蝕腐)[1]

---

1) 독성(毒性)을 없애주고 썩은 살을 부식(腐蝕)시키는 효능임

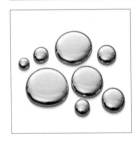

다른 이름
백홍, 홍, 연정, 원수, 유주, 사홍, 영액, 성액, 영어로 Mercury.
산지
한국, 중국
성분
주로 단체 금속원소 수은(Hg)이다.
효능
포도상구균 등의 잡균 번식을 막기 위해서 백신에 첨가. 19세기까지만 해도 매독의 치료법으로 수은이 사용되었다. 안신(安神)[1], 하사태(下死胎)[2], 살충소독(殺蟲消毒)[3], 제풍(除風)[4], 진심(鎭心)[5], 해독(解毒)[6]

---

1) 담기허(膽氣虛) 또는 담열(膽熱)로 인하여 발생되는 양기조동(陽氣躁動), 심계(心悸), 실면(失眠), 경간, 광망(狂妄), 번조이노(煩躁易怒) 등의 병증이 있을 때, 정신을 안정시키는 방법.
2) 자궁 안에서 죽은 태아를 밖으로 나오게 하는 것.
3) 기생충을 없애고 독을 없애는 효능.
4) 풍(風)의 기운을 제거하는 효능.
5) 심(心)을 진정시키는 효능.
6) 독성(毒性)을 풀어주는 효능.

승약저(HYDRARGYRUM OXIDATUM CRUDUM)

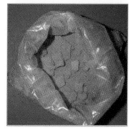

출처 : "Sheng Yao" by TCM
Wiki is licensed under CC BY-SA 4.0

다른 이름
영약사, 홍분저
산지
밝혀지지 않음.
성분
주로 황산수은(HgSO4), 질산수은(Hg[NO3]2), 황산칼륨(K2SO4), 산화알루미늄(Al2O3)과 아질산칼륨(KNO2)이다.
효능
살충지양(殺蟲止痒)[1]

---

1) 기생충을 없애고 헐지 않게 하는 효능.

아연(ZINC)

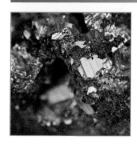

다른 이름
Zinc라는 단어는 스위스 연금술사 파르켈수스가 아연 결정을 보고 그 모양으로부터 칼래, 가지라는 뜻을 가진 독일어 zinke에서 따왔다고 한다. 온각이라고도 한다.
산지
산화아연으로 가공하여 얻음. 자연아연은 없음.
성분
주로 Zn이다. 푸른 빛을 띤 백색의 금속으로, 옛날부터 알려진 원소이다.
효능
생물체 내에서 2가 양이온으로 존재하며, 생물의 핵산과 아미노산 대사에 반드시 필요한 무기물질이자 지각을 이루는 중요 원소이다. 소화와 호흡은 물론, 인슐린 작용과 면역 기능, 생식 세포에도 관여한다. 단백질 신진대사에도 관여하며 뼈를 단단하게 하는 작용도 있다. 그리고 남성호르몬과 근육, 정자 생성, 피부 미용에도 아연이 많은 관여를 한다. 거예명목

온천(HOT SPRING)

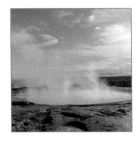

다른 이름
온탕, 비천, 더운 샘물
산지
중국, 한국(강원도)
성분
주성분은 물(H₂O)이지만 석유황(S), 웅황(AsS) 및 주사(HgS) 등이 함유되어 있다. 온천은 화산 활동 또는 높은 지열의 영향으로 데워진 지하수가 지표 위로 드러난 것이며, 해수탕은 바닷물을 이용한 온천의 일종이다.
효능 거풍통락(祛風通絡)[1)

---

1) 풍(風)을 제거하고 통락(通絡)하는 효능.

웅황(REALGAR)

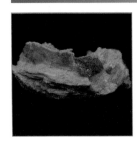

다른 이름
남웅황, 석웅황, 웅정, 지정, 중황, 명웅, 명웅황, 황노, 요황《본초강목》에 의하면 깨끗하고 투명한 것은 웅황이고, 겉이 검은 것은 훈황이라고 한다.
산지
한국, 중국
성분
주로 이황화이비소(As₂S₂)이며 Si, Pb, Ca, Mg 등의 불순물이 있다. 계관석이란 광물명으로 불리는 As₂S₃. 적색 물질.

효능
약리 실험을 통해 살균작용을 한다는 사실이 알려져 있다. 간에 딸린 경락에 작용한다. 하초(下焦)가 습해지는 증세를 없애고, 가래를 삭이며, 벌레를 죽인다. 복통이나 개선, 부스럼, 뱀이 물렸을 때, 연주창, 코 안에 군살이 생긴 증세 등에 효과가 있으며, 나쁜 사기를 없앤다. 또 악창이나 큰 종기, 치질, 굳은 살, 버짐 등에도 쓴다. 힘줄이 끊어졌거나 뼈가 부서진 것을 낫게 하고, 해독작용을 한다. 절학[1), 조습(燥濕)[2), 거풍(祛風)[3), 거풍(祛風)[4), 벽사[5), 벽예[6), 살충(殺蟲)[7), 해독(解毒)[8), 활담(豁痰)[9)

---

1) 학질 치료 방법의 하나.
2) 고조(苦燥)한 약물로 습사(濕邪)를 제거하는 방법으로 중초습증(中焦濕證)에 적용.
3) 풍사(風邪)를 소산(消散)시키는 것으로서, 표리, 장부, 경락에 유체(留滯)되어 있는 풍사를 제거하는 방법이다.
   풍사는 외풍(外風)과 내풍(內風)으로 나누어 치료하는데, 외풍은 소산(疏散)하고, 내풍은 식풍(熄風)하는 방법을 사용한다.
   따라서 거풍법(祛風法)은 외풍을 제거하는데 사용하는 방법을 가리킨다.
4) 안과 밖, 경락(經絡)및 장부(臟腑) 사이에 머물러 있는 풍사(風邪)를 제거하는 것.
5) 몸에 나쁜 영향을 미치는 사기(邪氣)를 몰아내는 효능.
6) 일체의 더러운 것들을 몰아내는 효능.   7) 기생충을 없애는 효능.   8) 독성(毒性)을 풀어주는 효능.
9) 담(痰)을 걷어 내는 효능.

자황(ORPIMENT)

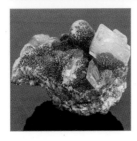

다른 이름
석황, 황안, 천양석, 황석, 비황, 황비, 왕웅
산지
중국
성분
삼황화이비소(As_2S_3)이다.
효능
조습(燥濕)[1], 살충(殺蟲)[2], 소적(消積)[3], 지해(止咳)[4], 해독(解毒)[5]

1) 고조(苦燥)한 약물로 습사(濕邪)를 제거하는 방법으로 중초습증(中焦濕證)에 적용.
2) 기생충을 없애는 효능.
3) 적취(積聚)를 제거하는 효능.
4) 기침을 그치게 하는 효능.
5) 독성(毒性)을 풀어주는 효능.

토황(LOESS)

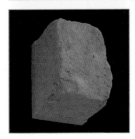

출처 : Ji-Elle, CC BY-SA 3.0
〈https://creativecommons.org/licens
es/by-sa/3.0〉, via
Wikimedia Commons

다른 이름
살격왕(싸거왕, 티베트 명칭), 오색석지, 황석지
산지
한국, 중국
성분
주로 규산염류 광물. 캐올리나이트류 점토, 주요광물인 할로이사이트(Halloysite, $Al_2[Si_2O_5][OH]_4 \cdot 2H_2O$)는 다수 할로이사이트(Hydro Halloysite, $Al_2[Si_2O_5][OH]_4 \cdot 4H_2O$)의 수열탈수로 형성된다. 늘 Fe, Mn이 함유되어 있다.
효능
청열해독(淸熱解毒)[1]

1) 열독(熱毒) 병증을 열을 내리고 독을 없애는 방법으로 치료하는 것을 이르는 말.

홍승단

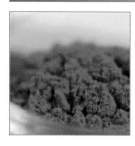

다른 이름

홍승, 홍분상, 오승령약, 대승단

산지

중국

성분

주로 산화수은(HgO)이며 수은은 92.12%이고 소량의 이황화이
비소(As$_2$S$_2$)도 함유된다.

효능

창양(瘡瘍) 후에 독(毒)을 제거하고 살이 생기게 하는 처방임.
거부생근(祛腐生筋)[1], 살충조습(殺蟲燥濕)[2].

---

1) 썩은 살을 제거하고 근육을 생기게 하는 효능.
2) 기생충을 없애고 습(濕)을 마르게 하는 효능.

2

약용(약침)성분 광물

탄산칼슘(Calcium Carbonate)		
색	다양함	
형태	Translucent와 Waxy가 혼합되어 있어 줄무늬가 있음. 색을 바꿀 수도 있으며 크기는 제각각임.	
희귀성	쉽게 구입할 수 있음	
원천	미국, 브라질, 영국, 체코, 슬로바키아, 한국 등.	

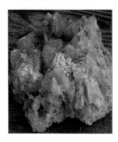

Calcite는 배설하는 장기들을 정화한다. 뼈 안에 칼슘을 높이도록 도와주지만 석회화 역시 녹여서 골격과 관절을 강화시킨다. 또한 이 광물은 장과 피부상태를 완화시킨다. Calcite는 혈액 응고와 조직 치료를 활성화시킨다. 그것은 면역 체계를 강화시키고 어린 아이들의 성장을 장려할 수 있다. 그것은 영약(elixir)으로 신속히 사용할 수 있으며 피부, 궤양, 사마귀 및 상처를 보완한다. 섬세한 수준에서, Chakra를 정화하고 재충전해준다.

**한의학에서의 효능: 열을 내리고 정신을 안정시키는 효능, 위장을 조화롭게 하여 위산을 억제하는 효능.

탄산마그네슘 (Magnesite)		
색	흰색, 회색, 갈색, 노란색	
형태	크기와 모양이 다양하고, 뇌모양이랑 비슷함	
희귀성	손쉽게 구할 수 있음. 수정체는 희귀함	
원천	브라질, 미국	

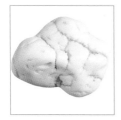

Magnesite는 높은 수준의 마그네슘을 함유하고 있으며 몸의 흡수를 돕는다. 그리고 몸의 냄새를 해독하고 중화하며 항경련과 근육이완제 역할을 하고 마약, 위장, 장 및 혈관 경련과 담낭과 간질의 통증을 치료한다. 이 광물은 두통, 특히 편두통을 완화시키고 혈액 응고를 늦춘다. 또 지방의 신진대사를 가속화하고 콜레스테롤을 분산시킨다. Magnesite는 심장병을 예방하고 체온의 균형을 유지하며 발열과 오한을 줄인다.

황산제일철 (Ferrous sulfate)	색	민트색
	형태	입상
	희귀성	쉽게 구할 수 있음
	원천	중국, 한국, 일본

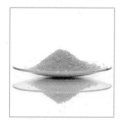

철의 황산염의 한 가지.
잉크나 안료, 의약품 따위의 제조에 사용한다.

염화마그네슘 (Magnesium chloride)	색	백색
	형태	입상
	희귀성	쉽게 구할 수 있음
	원천	중국, 한국, 일본, 미국

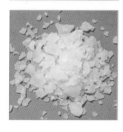

1. 혈액을 깨끗하게 하고 신체 pH를 조절한다. 덕분에 다양한 질병을 치료할 수 있다.
2. 신장에 쌓인 산을 제거해주며 신장 건강을 개선해준다.
3. 뇌의 기능과 신경전달물질을 촉진하여 전반적인 정신적 균형을 잡아준다.
4. 근육 손상, 경련, 피로 등을 예방하므로 운동선수나 운동을 많이 하는 사람들에게 좋다.
5. 심혈관계의 정상적인 기능을 촉진하며 동시에 심장질환을 예방한다.
6. 혈액순환을 촉진하고 질병을 퇴치해 나쁜 콜레스테롤을 녹인다.
7. 우울증, 어지러움, 피로 등을 없애주는 강력한 스트레스 해소제이다.
8. 체온을 조절하는 데 아주 중요한 역할을 한다.
9. 치질을 예방하고, 장 건강을 향상시키며, 대장염, 변비 등의 질환에 도움이된다.
10. 전립선 질환을 예방하고 치료한다.
11. 암 종양의 생성을 예방한다.
12. 면역력을 강화시키며, 감기, 가래, 감염증을 예방 및 치료한다.
13. 조기 노화를 예방하며 몸에 활력을 더해주고 세포 재생을 촉진한다.
14. 칼슘이 뼈에 잘 붙게 만들어 골다공증을 예방한다.

황산칼슘 (Cacium sulfate)		
	색	백색
	형태	미세분말
	희귀성	쉽게 구할 수 있음
	원천	한국, 중국, 일본 , 미국, 유럽

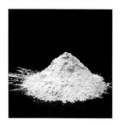

지혈, 출혈방지, 저칼슘혈증에 따른 경련(테타니), 골연하증, 두드러기, 경구로는 위장장애, 근육주사로는 통증, 생체세포 조직의 일부가 죽거나 죽어가는 상태등에 효능이 있다.

황산아연 (Zinc sulfate)		
	색	백색
	형태	미세분말, 결정
	희귀성	쉽게 구할 수 있음
	원천	한국, 중국, 일본 , 미국

피부 미용에 도움, 탈모 예방, 정력향상, 면역력 향상, 남성 불임 개선, 방광염 개선, 태아 성장에 필수 요소, 인슐린 분비 촉진, 갑상선 기능 조절, 화상 회복 등 많은 효능이 알려져 있다.

202

황산나트륨 (Sodium sulfate)	색	백색
	형태	미세분말, 결정
	희귀성	쉽게 구할 수 있음
	원천	한국, 중국, 일본, 미국

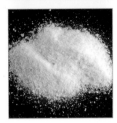

- 체내 수분 조절 나트륨의 칼륨과 상호작용을 하여 체내 수분의 균형을 맞추고 체세포가 정상적인 기능을 할 수 있도록 돕는다.
- 소화를 돕고 위장의 기능을 정상화 위액의 주성분인 위 염산을 만드는 것이 나트륨이라고 한다. 우리가 먹은 음식물을 분해하며, 장벽에 붙은 불순물을 제거하고 운동을 촉진시켜 장을 건강하게 유지시켜준다.
- 신경 자극, 근육 운동 나트륨은 칼륨, 마그네슘과 함께 근육의 수축 및 이완 작용을 조절해서 신경을 자극하고 근육이 제 기능을 할 수 있게 도와준다.
- 인체 항상성 유지 우리의 몸은 늘 일정한 상태를 유지하려는 '항상성'을 갖는데 나트륨이 혈액의 농도를 조절하여 항상성 유지를 돕는다. 그 외에도 신진대사 촉진, 적혈구 생성, 해독 살균 작용 등 여러 유익한 작용을 하는, 우리 몸에 없어서는 안 되는 성분이다.

셀레늄(Selenium)	색	은회색, 회색, 갈색-노랑
	형태	입상이며 크기가 다양함.
	희귀성	전문점에서 구할 수 있음
	원천	호주, 중국, 일본 , 미국

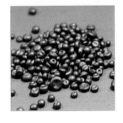

셀레늄의 생리적 기능 · 항산화작용 · 항암작용 · 지질과산화물 제거 · 성장 촉진 · 갑상선기능 활성화 · 면역기능 활성화 · 염증 억제반응 · 혈소판응집 억제 · 정충의 운동성 증가, 남성불임 예방 · 세포사멸 (Apoptosis) · 바이러스 변종 억제 · 두뇌계발 · 뇌세포 보호 효과적이다.

제올라이트(Zeolite)	색	색이 없음, 흰색, 파랑, 복숭아색
	형태	크기가 다양함.
	희귀성	쉽게 구할 수 있음
	원천	중국, 호주, 인도, 브라질, 체코, 이탈리아, 미국

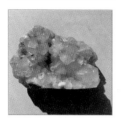

Zeolite는 갑상선종을 치유하고 복부 팽창을 풀고 몸에 있는 독소를 완화시키는 데 사용될 수 있다. 그리고 중독을 극복하는 데 효과가 있고, 특히 알코올에 효과가 있으며 이 분야를 위한 약으로 만들 수 있다.

1. T 세포 활동을 증가하므로 면역 체계를 강화한다.
2. 한 연구에 따르면 단지 12주 동안 제올라이트를 보충하면 장벽의 완전성이 높아질 수 있다는 사실이 발견되었다.
3. 해로운 미생물로부터 몸을 보호한다.

백운석(Dolomite)	색	흰색, 회색
	형태	크기가 다양함.
	희귀성	쉽게 구할 수 있음
	원천	호주, 한국, 이탈리아, 미국

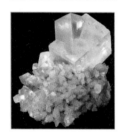

Dolomite는 아물지 않는 상처 등에 강력한 정화제이다. 이 광물은 모성 본능을 육성시키고 수유를 증가시키고, 광물 동화를 향상시키며 정맥에서 미네랄 축적을 방지한다.

엘러페인(점토광물) (Allophane)	색	민트색, 회색, 검정
	형태	크기가 다양함.
	희귀성	전문점에서 구할 수 있음
	원천	중국, 일본, 미국, 호주

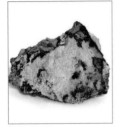

진드기, 곰팡이 억제 기능, 유해물질 차단 저감기능, 악취제거기능.

전기석(Tourmaline)	색	검정, 갈색, 초록, 분홍, 빨강, 노랑, 파랑, 멜론색
	형태	빛나고 투명하거나 불투명함. 긴 줄무늬 또는 육각형 구조
	희귀성	전문점에서 쉽게 구할 수 있음.
	원천	스리랑카, 브라질, 아프리카, 미국, 이탈리아 등

Tourmaline의 측면에 있는 줄무늬는 에너지 흐름을 강화시켜 치유, 에너지 증진 및 막힘 제거를 위한 우수한 광물을 만들어 낸다. Tourmaline의 각각 다른 색들은 그들만의 전문성 있는 능력을 가지고 있다.

운모(Mica)	
색	분홍, 회색, 갈색, 노랑, 빨강, 흰색, 초록
형태	Pearl-like mica in layers
희귀성	쉽게 구할 수 있음.
원천	러시아, 호주, 체코, 브라질, 뉴멕시코, 미국

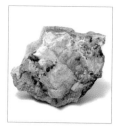

Mica는 혈당을 조절하고 췌장 분비 균형을 유지하고 탈수를 완화하며 금식하는 동안 굶주림을 예방한다. 또한, 신장을 조절하고 불면증, 알레르기를 완화시키며, 병과 스트레스로 인한 모든 상태를 치유한다. 그리고 오장을 편안하게 하고, 정액을 보충하고, 눈을 밝게 하며, 중초를 보호, 이질을 멎게 한다.

일라이트(Illite)	
색	갈색
형태	입상
희귀성	쉽게 구할 수 있음.
원천	중국, 한국

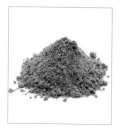

세포 활성 기능, 세포 활성/신진대사촉진 기능, 숙성 기능, 음이온 발생 기능, 세포 기능 활성화, 혈액순환촉진, 저항력 증진, 자율 신경계 조절 작용.

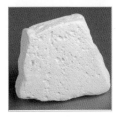

고령토(Kaolin)	색	은회색, 회색, 백색
	형태	입상이며 크기가 다양함.
	희귀성	쉽게 구할 수 있음.
	원천	한국, 중국, 일본, 미국, 인도네시아

- 황토와 머드보다 살균력이 높아 항균성이 우수하다.
- 동의보감에 의하면 몸의 찬 기운을 몰아내고 출혈과 상처, 통증을 멈추는 용도로 사용한다.
- 피부 재생력이 매우 뛰어나며 노폐물 제거와 피부세포 호흡촉진, 피부 탄력에 도움을 준다.
- 피지 흡착 효과가 탁월하여 깨끗하고 맑은 모공관리에 도움을 준다.
- 피부를 편안하게 진정시켜 자극받은 피부 보호에 도움을 준다.

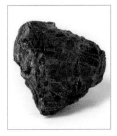

흑운모(Biotite)	색	검정, 갈색
	형태	빛나고 불투명함. 긴 줄무늬 또는 침상구조.
	희귀성	전문점에서 구할 수 있음
	원천	중국, 미국, 북한, 중남미, 호주

Biotite는 흑운모 원석에는 게르마늄 36ppm 함유되어 예로부터 왕실이나 사대부에서만 알려진 신비의 광물로 인정되어 왔다. 인체의 실험결과 체내의 신진대사를 활발하게 하여 혈액순환과 만성기관지염, 신경성 위염과 허리, 궤양성 대장염, 빈혈, 동맥경화, 당뇨병, 관절염, 요통등 노인병은 물론 각종 현대병에 탁월한 효과가 있다.

몬모릴로나이트 (Montmollionite)	색	회색, 갈색
	형태	입상
	희귀성	쉽게 구할 수 있음
	원천	중국, 미국, 북한, 중남미, 호주

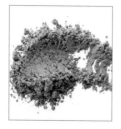

마그네슘, 실리카, 구리, 아연 등 66종의 천연미네랄이 들어 있어서 피부에 도움을 준다. 예를 들어 마그네슘은 피부의 필수 구성요소로 피부 자연 보호막 강화, 피부 생기, 피부 수분 공급 등 향상시켜주며, 실리카는 피부, 머리카락, 손톱, 콜라겐을 형성하는 필수 성분으로 피부 건강 및 피부 탄력 효과를 준다. 그리고 구리는 피부 활력, 탄력 유지에 도움을, 아연은 활성 산소로부터 피부를 보호한다.

네펠린(Nepheline)	색	갈색, 회색, 갈색-노랑
	형태	크기가 다양함.
	희귀성	전문점에서 구할 수 있음
	원천	호주, 중국, 이탈리아, 미국

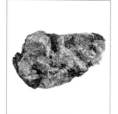

Nepheline은 기생충을 제거하고, 칼슘과 마그네슘 흡수를 도우며 저혈당과 당뇨병을 치료한다.

3

FDA 미국 동종요법 (Homeopathic Pharmacopoeia of the United States / HPUS)에 약품(drug)을 의학으로 인정하는 광물 성분

Alumina

완화 및 보완되는 증상: 두통, 변비, 메스꺼움을 동반한 현기증, 터지고 건조한 피부, 약한 손톱, 참을 수 없는 가려움, 특히 침대에서 덥게 더 심해지는 가려움증, 피가 나올 때까지 긁게 되는 가려움, 손가락의 부스럼 피부.

다른명칭: Aluminum Oxide

Alumina Silicata

완화 및 보완되는 증상: 호흡기 질환, 가슴 통증, 화농성 점성 객담을 동반한 경련성 기침.

다른명칭: Kaolin

Calcarea Silicata

완화 및 보완되는 증상: 위 질환, 여성 질환, 가려움증, 화끈거림, 차고 푸른 피부, 감피부, 여드름, 타는 듯 한 감기 및 파랑, 매우 민감한 피부, 여드름, 건조 피부발진.

다른명칭: Calcium silicate

Calcarea Fluorica

완화 및 보완되는 증상: 땀샘, 세포 조직 및 뼈 형성의 경화된 침윤, 정맥류 궤양, 외과 수술 후 나타나는 켈로이드 형성으로 이어질 수 있는 피부, 굳은살, 흉터의 균열, 튼살 방지, 피부 색소 관련 문제, 결막염, 백내장, 플릭텐성 갑상선종의 각막염, 눈꺼풀 피하 낭종.

다른명칭: Calcium fluoride

Cerium Oxalicum

완화 및 보완되는 증상: 경련성 반사 구토 및 경련성 기침, 구토와 출혈을 동반한 백일해.

다른명칭: Cerous oxalate

Ferrum Metallicum

완화 및 보완되는 증상: 빈혈 및 백화증, 호흡기 질환, 가슴 압박, 호흡 곤란, 충혈된 눈, 진물, 글자가 겹쳐 보이는 광선 공포증.

다른명칭: Ferrous phosphate

Ferrum Phosphoricum

완화 및 보완되는 증상: 궤양성 인후염, 호흡기 질환, 폐렴, 모래가 있는 것 같은 꺼끌꺼끌함, 시신경 원판 및 망막의 충혈로 인해 저하된 시력.

다른명칭: Ferrous phosphate BPC 73

Kalium Silicicum

완화 및 보완되는 증상: 궤양, 간 부위의 통증, 통풍.

다른명칭: Potassium silicate

Magnesia Muriatica

완화 및 보완되는 증상: 간 치료제, 만성 간 질병.

다른이름: Magnesium chloride

Magnesia Sulphurica

완화 및 보완되는 증상 : 피부, 전신에 나는 작은 여드름, 심한 가려움증, 가려움증 억제 작용, 사마귀, 단독, 수종, 비뇨기 및 여성 증상

다른명칭: Magnesium sulfate

Natrum Nitricum

완화 및 보완되는 증상 : 천식, 빈혈과 탈진.

다른명칭: Sodium Nitrate

Natrum Muriaticum

완화 및 보완되는 증상 : 갑상선 기능 항진증, 갑상선종, 당뇨병, 약해진 눈 주변 근육, 글자가 겹쳐 보이는 증세, 피로한 눈 및 따끔거리고 흔들리게 보이는 증세, 화농(고름)으로 인한 눈물길(누도)의 기질성 협착, 눈 주변을 누르면 고름이 배출되는 증세, 눈물을 흘리거나 따갑고 매캐한 냄새가 나는 증세, 눈물이 쉽게 고이고 기침을 하면 눈물이 흐르는 증세, 눈 안쪽의 외안근 부족으로 인한 피로, 백내장 초기 증세

다른명칭: Sodium chloride

Phosphorus

완화 및 보완되는 증상 : 위장 질환으로 인한 구토, 전반적인 위장 질환, 눈 통증, 창백한 피부, 눈 아래 다크서클, 얼굴 뼈 부분의 통증, 상처가 아물었다 다시 재발했을 때, 황달, 큰 궤양 주위로 발생한 작은 궤양.

다른명칭: White Phosphorous

Silicea

완화 및 보완되는 증상 : 복통, 변비에 따른 통증, 직장 질환, 손가락이나 발가락 끝에 염증, 농양, 종기, 오래된 궤양, 민감한 피부, 창백한 피부, 손가락 끝에서 균열, 땀샘의 부은 팽윤, 붉은빛 얼룩, 고통을 겸한 흉터, 이물질 유출을 촉진함, 상처치유, 모든 작은 부상을 보완, 오래된 화농, 손가락 건조증, 아침과 밤에 더한 간지러움증, 부서진 손톱 종약, 관절의 농양.

다른명칭: Silica

Sulphur

완화 및 보완되는 증상 : 호흡기 질환, 가슴의 압박감과 작열감, 호흡 곤란, 건조피부, 비늘이 덮인 것 같은 피부, 건강하지 않은 피부, 상처 보완, 주근깨, 가려움증, 화끈거림, 심하게 긁게됨, 여드름 발진, 농포, 뼈 부분 주위로 밴드가 두른 느낌.

다른명칭: Sublimed sulfur

Zincum metallicum

완화 및 보완되는 증상 : 빈혈과 신경증, 경련성 기침, 천식성 기관지염, 호흡곤란, 정맥류 질환, 피부 위에서 벌레가 기어다니는 것 같은 느낌, 습진, 특히 빈혈과 신경증, 다리부분 가려움증, 무릎쇠약증, 피부발진, 아토피.

다른명칭: Zinc

현재 미국, 독일, 프랑스, 인도, 파키스탄 등 각지의 나라에서 위에 열거된 성분만을 각각 담은 동종의약품을 제조하여 전 세계적으로 판매하고 있는 중이며 그러한 대표적인 동종의학 제약회사로는 Hahnemann Labs미국 캘리포니아, Dr. Reckweg & Co독일, World Class Homoepathy인도, Boiron프랑스, Schwabe Group 독일 등이 있다.

Aufreiter, S., Hancock, R. G., Mahaney, W. C., Stambolic-Robb, A., &Sanmugadas, K. (1997). Geochemistry and mineralogy of soils eaten by humans. International Journal of Food Sciences and Nutrition, 48(5), 293?305. https://doi.org/10.3109/09637489709028575

Awad, M.E.; Lopez-Galindo, A.; Setti, M.; El-Rahmany, M.M. & Iborra, C.V.; Kaolinite in pharmaceutics and biomedicine. Int. J. Pham. 2017, 533(1), 34-48.

Bok, S. H.; Kim, M. H.; Lee, S. Y.; Bae, C. S.; Lee, M. J.; Kim, K. H. & Park, D. H. Bactericidal and Virucidal Efficacies and Safety of Puriton?. Processes 2020, 8, 1481. https://doi.org/10.3390/pr8111481

Bothiraja, C., Thorat, U. H., Pawar, A. P., & Shaikh, K. S. (2014). Chitosan coated layered clay montmorillonite nanocomposites modulate oral delivery of paclitaxel in colonic cancer. Materials Technology, 29(sup3). https://doi.org/10.1179/1753555714y.0000000174

Carretero, M. I., & Pozo, M. (2009). Clay and non-clay minerals in the pharmaceutical industry. Applied Clay Science, 46(1), 73?80. https://doi.org/10.1016/j.clay.2009.07.017

CHOY, J., CHOI, S., OH, J., & PARK, T. (2007). Clay minerals and layered double hydroxides for novel biological applications. Applied Clay Science, 36(1-3), 122?132. https://doi.org/10.1016/j.clay.2006.07.007

Dadu, R., Hu, M. I., Cleeland, C., Busaidy, N. L., Habra, M., Waguespack, S. G., Sherman, S. I., Ying, A., Fox, P., & Cabanillas, M. E. (2015). Efficacy of the natural clay, calcium aluminosilicate anti-diarrheal, in reducing medullary thyroid cancer?related diarrhea and its effects on quality of life: A pilot study. Thyroid, 25(10), 1085-1090. https://doi.org/10.1089/thy.2015.0166

De Jonghe, B. C., Lawler, M. P., Horn, C. C., & Tordoff, M. G. (2009). Pica as an adaptive response: Kaolin consumption helps rats recover from chemotherapy-induced illness. Physiology & Behavior, 97(1), 87?90. https://doi.org/10.1016/j.physbeh.2009.02.009

Dong, Y., & Feng, S.-S. (2005).　　Poly(D,L-Lactide-co-glycolide)/Montmorillonite nanoparticles for oral delivery of anticancer drugs. Biomaterials, 26(30), 6068?6076. https://doi.org/10.1016/j.biomaterials.2005.03.021

Duffin, C. J., Moody, R., & Gardner-Thorpe, C. (2013). A history of geology and medicine. The Geological Society.

Ekosse, E. G.-I., & Jumbam, N. D. (2010). Geophagic clays: Their mineralogy, chemistry and possible human health effects. African Journal of Biotechnology , 9(40), 6755?6767. https://doi.org/10.5897/AJB09.1777

Parisi, F., Lazzara, G., Merli, M., Milioto, S., Princivalle, F., & Sciascia, L. (2019). Simultaneous removal and recovery of metal ions and dyes from wastewater through Montmorillonite Clay mineral. Nanomaterials, 9(12), 1699. https://doi.org/10.3390/nano9121699

Gomes, CSF. Healing and edible clays: A review of basic concepts, benefits and risks. Envrion. Geochem. Health. 2018, 40(5), 1739?1765

Gomes, C., & Silva, J. (2007). Minerals and clay minerals in medical geology. Applied Clay Science, 36(1-3), 4?21. https://doi.org/10.1016/j.clay.2006.08.006

Han, S., Liu, F., Wu, J., Zhang, Y., Xie, Y., Wu, W., Liu, W., Wang, Q., & Tang, Y. (2014). Targeting of fluorescent palygorskite polyethyleneimine nanocomposite to cancer cells. Applied Clay Science, 101, 567?573. https://doi.org/10.1016/j.clay.2014.09.020
 Haydel, S. E., Remenih, C. M., & Williams, L. B. (2007). Broad-spectrum in vitro antibacterial activities of clay minerals against antibiotic-susceptible and antibiotic-resistant bacterial pathogens. Journal of Antimicrobial Chemotherapy, 61(2), 353?361. https://doi.org/10.1093/jac/dkm468

Jin, S.-E., Lee, J. I., &a Hwang, S.-J. (2015). Case study of pharmaceutical ingredients derived from clay minerals. Economic and Environmental Geology, 48(3), 221?229. https://doi.org/10.9719/eeg.2015.48.3.221

Jung, B.-G., Toan, N. T., Cho, S.-J., Ko, J.-hyung, Jung, Y.-K., & Lee, B.-J. (2010). Dietary aluminosilicate supplement enhances immune activity in mice and reinforces clearance of porcine circovirus type 2 in experimentally infected pigs. Veterinary Microbiology, 143(2-4), 117?125. https://doi.org/10.1016/j.vetmic.2009.11.009

Jung, B.G.; Lee, J.A.; Lee, B.J. Antiviral effect of dietary germanium biotite supplementation in pigs experimentally infected with porcine reproductive and respiratory syndrome virus. J. Vet. Sci. 2013, 14(2), 135?141.

Jung, M.; Shin, M.K.; Jung, Y.K. & Yoo, H.S. Modulation of macrophage activities in proliferation, lysosome, and phagosome by the nonspecific immunostimulatory, mica. PLoS ONE. 2015, 10(2), e0117838, doi:10.1371/journal.pone.0117838

Kim, S.-O., & Park, M.-E. (2015). Standardization studies for the Oriental Mineral Medicine. Economic and Environmental Geology, 48(3), 187?197. https://doi.org/10.9719/eeg.2015.48.3.187

Knishinsky, R. (1998). The clay cure: Natural healing from the Earth. Healing Arts Press.

Lee, JA.; Jung, BG.; Kim, TH.; Kim, YM.; Koh, HB. & Lee, BJ. Improvement of bacterial clearance and relief of clinical signs of Salmonella enterica serovar Typhimurium infection in pigs through upregulation of Th1-specific responses by administration of a combination of two silicate minerals, biotite and bentonite. J. Vet. Med. Sci. 2015, 77(9), 1087?1094.

Lewis C. L. E. (2009a) in The Making of the Geological Society of London, Doctoring geology: the medical origins of the Geological Society, Geological Society, London, Special Publications, eds Lewis C. L. E., Knell S. 317, pp 49?92.

Noffke, N. (2012). Geobiology: Objectives, concepts, perspectives. Elsevier Science.

Nones, J., Riella, H. G., Trentin, A. G., & Nones, J. (2015). Effects of bentonite on different cell types: A brief review. Applied Clay Science, 105-106, 225?230. https://doi.org/10.1016/j.clay.2014.12.036

Qin, C.; Chen, C.; Shang C.; Xia K. Fe(3+)-saturated montmorllonite effectively deactivates bacteria in wastewater. Sci. Total Environ. 2018, 622?623, 88?95.

Sakula A. (1990) Gentlemen of the hammer: British medical geologists in the 19th century. Journal of the Royal Society of Medicine 83:788?794

Selinus O., Alloway B. J., eds (2005) Essentials of Medical Geology: Impacts of The Natural Environment on Public Health

Shiraishi, H.; Fujino, M.; Shirakawa, N.; Ishida, N.; Funato, H.; Hirata, A.; Abe, N.; Iizuka, M.; Jobu, K.; Yokota, J. et al. Effect of minerals on intestinal IgA production using deep sea water drinks. Biol. Pharm. Bull. 2017, 40(10), 1700?1705.

TATEO, F., & SUMMA, V. (2007). Element mobility in clays for healing use. Applied Clay Science, 36(1-3), 64?76. https://doi.org/10.1016/j.clay.2006.05.011

Tong G, Yulong M, Peng G, et al. (2005) Antibacterial effects of the Cu(II)-exchanged montmorillonite on Escherichia coli K88 and Salmonella choleraesuis, Vet Microbiol vol. 105 (pg. 113-22)

Westphal, J.F.; Vetter, D. & Brogard, J.M. Hepatic side-effects of antibiotics. J. Antimicrob. Chemother. 1994, 33(3), 387?401.

Wilson, M. J. (2003). Clay mineralogical and related characteristics of geophagic materials. Journal of Chemical Ecology, 29(7).

고광석,『신의 선물 게르마늄』, 이화문화출판사, 2016.06.1.

박맥언,『박맹언 교수의 돌 이야기』,산지니, 2008.05.20

오시마 켄이치, 『아름다운 원소 118』, 지브레인, 2018.01.26., P. 56-59

이장천 & 박맹언, 『동의약용광물학』, 의성당, 2005.02.20.

이창진,『기본 광물 · 암석용어집』, 한국학술정보(주), 2010.11.15.

에릭 샬린, 『광물, 역사를 바꾸다』, 예경, 2013.01.08., P. 25-217

잭 챌리너, 『Big Questions 118 원소』, 지브레인, 2015.11.01., P. 38-90

황정, "자연광물의 한약재 응용," 한국광물학회지 (광물과 산업) 14(1), 2001, P. 40-47.

피터 괴체,『위험한 제약사』,공존, 2017.09.15

당신이 생각한 마음까지도 담아 내겠습니다!!

책은 특별한 사람만이 쓰고 만들어 내는 것이 아닙니다.
원하는 책은 기획에서 원고 작성, 편집은 물론,
표지 디자인까지 전문가의 손길을 거쳐
완벽하게 만들어 드립니다.
마음 가득 책 한 권 만드는 일이 꿈이었다면
그 꿈에 과감히 도전하십시오!

업무에 필요한 성공적인 비즈니스뿐만 아니라 성공적인 사업을 하기 위한
자기계발, 동기부여, 자서전적인 책까지도 함께 기획하여 만들어 드립니다.
함께 길을 만들어 성공적인 삶을 한 걸음 앞당기십시오!

도서출판 모아북스에서는 책 만드는 일에 대한 고민을 해결해 드립니다!

모아북스에서 책을 만들면 아주 좋은 점이란?

1. 전국 서점과 인터넷 서점을 동시에 직거래하기 때문에 책이 출간되자마자 온라인, 오프라인 상에 책이 동시에 배포되며 수십 년 노하우를 지닌 전문적인 영업마케팅 담당자에 의해 판매부수가 늘고 책이 판매되는 만큼의 저자에게 인세를 지급해 드립니다.

2. 책을 만드는 전문 출판사로 한 권의 책을 만들어도 부끄럽지 않게 최선을 다하며 전국 서점에 베스트셀러, 스테디셀러로 꾸준히 자리하는 책이 많은 출판사로 널리 알려져 있으며, 분야별 전문적인 시스템을 갖추고 있기 때문에 원하는 시간에 원하는 책을 한 치의 오차 없이 만들어 드립니다.

기업홍보용 도서, 개인회고록, 자서전, 정치에세이, 경제 · 경영 · 인문 · 건강도서

모아북스
MOABOOKS　문의 0505-627-9784

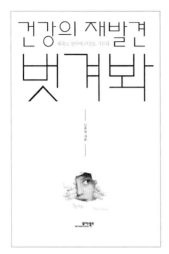

건강의 재발견 벗겨봐
제대로 알아야 건강도 지킨다
김용범 지음 | 272쪽 | 13,500원

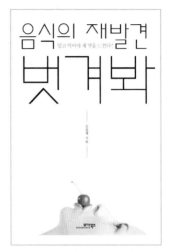

음식의 재발견 벗겨봐
알고 먹어야 제 맛을 느낀다!
김권제 지음 | 288쪽 | 13,500원

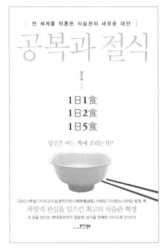

공복과 절식
전 세계를 뒤흔든 식습관의 새로운 대안
양우원 지음 | 274쪽 | 14,000원

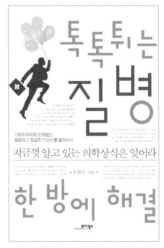

톡톡 튀는 질병 한 방에 해결
지금껏 알고 있는 의학상식은 잊어라
우한곤 지음 | 278쪽 | 14,000원

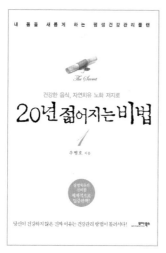

20년 젊어지는 비법 1
우병호 지음
380쪽 | 15,000원

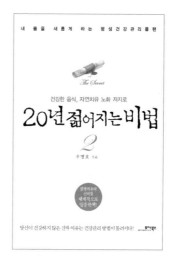

20년 젊어지는 비법 2
우병호 지음
392쪽 | 15,000원

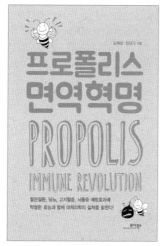

프로폴리스 면역혁명
김희성, 정년기 공저
240쪽 | 14,000원

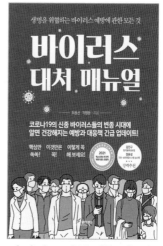

바이러스 대처 매뉴얼(양장)
최용선 · 지영환 지음
408쪽 | 55,000원

퓨리톤

초판 1쇄 인쇄 2021년 12월 10일
2쇄 발행 2021년 12월 15일

지은이 김광호
발행인 이용길
발행처 모아북스 MOABOOKS

관리 양성인
디자인 이룸

출판등록번호 제 10-1857호
등록일자 1999. 11. 15
등록된 곳 경기도 고양시 일산동구 호수로(백석동) 358-25 동문타워 2차 519호
대표 전화 0505-627-9784
팩스 031-902-5236
홈페이지 www.moabooks.com
이메일 moabooks@hanmail.net
ISBN 979-11-5849-159-8 13510